[新装版]

血液の闇

輸血は受けてはいけない

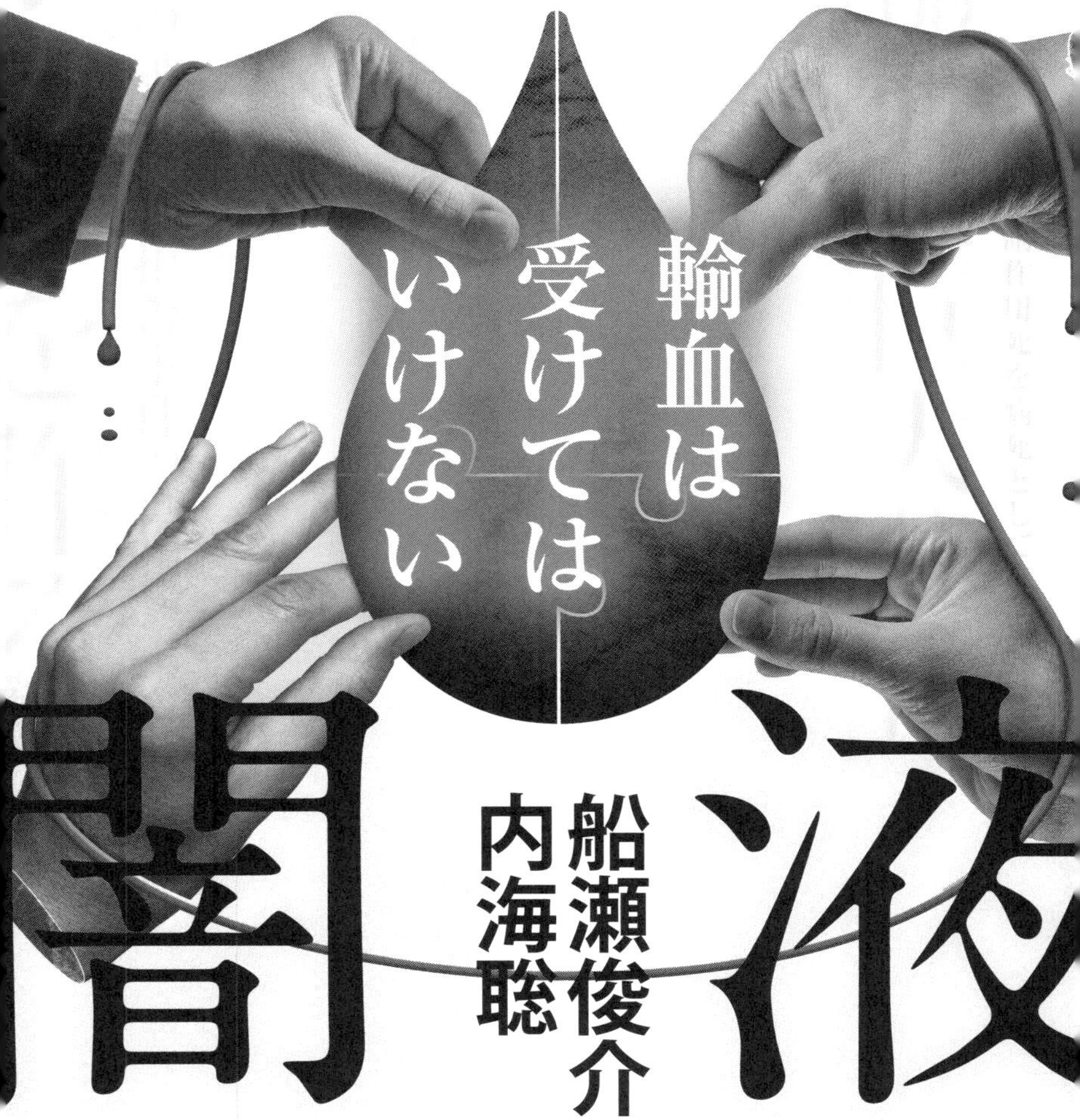

船瀬俊介
内海聡

輸血は近代医学最大の失敗であり、洗脳だった

はじめに

輸血は、近代医学最大の失敗であり洗脳である。血液製剤も同罪である。

このことについては、船瀬俊介著『病院で殺される』、内海聡著『医学不要論』でも概略を述べた。

しかし、これら血液ビジネスの闇は底無しに深い。そこには空前の誤解と膨大な利権が巧妙に絡み合っている。

船瀬、内海、両名ともに医学にまつわるもろもろの洗脳の中でも、特に輸血についての洗脳を振り払うのがもっとも難しかったといえる。

輸血と血液利権、そして赤十字の闇を追っていたとき、われわれでさえも愕然とする最大の洗脳がそこにはあった。本書の取材・執筆によってわれわれ二人は確信を持つに至った。

血液は血液製剤という新たな利権を生み、「愛の献血」の美名のもと、赤十字という怪物を巨大化させた。

その表の顔は慈愛に満ちた天使の微笑みであり、裏の顔は血に飢えた悪魔の嘲笑である。

かくして、吸血ビジネスという巨大利権は、現代医療の中枢を独占するに至った。

現在、日本だけで、毎年約120万もの人が輸血を受けている。

そして膨大な輸血・血液製剤の利権の背後で、輸血・血液製剤という毒により、おびただしい生命が奪われ、医原病に苦しめられている。その悪意による薬害の犠牲者、被害者たちは原因を一切問われることなく、暗黒の闇に葬られている。

輸血で殺していることに医師は気づかず、遺族も世間も知らされていない。エホバの証人の輸血拒否事件を題材にしたドラマ「説得」にも医学的な裏が隠されていた。その子どもは輸血をしなくても十分に生き残るチャンスがあったのだ。しかし、この驚愕事実もまた闇に塗り込められている。

救命するはずの輸血が、命を奪っている……。その衝撃事実ですら、ほとんどの医師たちは知らない。その無知は医学教育（狂育）の欠陥に由来する。さらに、輸血・血液製剤は、感染症の爆発点、蔓延の温床である。

エイズ、肝炎などなど……、輸血・血液製剤に巧妙に秘められた〝目的〟は感染症による新たな病人の大量生産であった。

さらに輸血時に免疫拒絶反応で急死するGVHD（移植片対宿主病）防止などの名目で導入された、血液への放射線処理は、さらなる悲劇を生み出した。最大50グレイという致死量をはるかに超える照射は血球細胞の染色体をズタズタに裂断し、死んだ血球細胞が抹消血管、肺や腎臓のフィルターを詰まらせる。輸血性肺障害、腎不全などで、新たな大量死が続出する。輸血のさらなる暗部が免疫力低下だ。輸血の42％はガン患者に使われている。すると、免疫が損なわれ、ガン再発が加速される。喉頭ガンの場合、輸血すると再発率は平均4・6倍にも跳ねあがる。輸血は、まぎれもない発ガン医療なのだ。

以上の衝撃事実に気づき、世界的に無輸血手術に取り組む医師たちが増えている。

血液を失っても浄化した海水のミネラル濃度を調整して注入すれば、生命は活性化する。1897年、奇跡の真実を証明したのがフランスの生理学者ルネ・カントンだ。犬による動物実験で証明している。

〝カントンの犬〟は、血液を失っても水分とミネラル分の補給で、助かることを証明した。それは――体細胞が血球に戻る――という千島・森下学説を裏づけるものだ。

たとえば顆粒球は1時間に2、3倍の勢いで増殖。そして、血球は他の血球に自在に変化する。約50年前に闇に葬られたこの学説こそ、輸血の闇を暴き、新たな医療の光明をもたらす。

さらにリンゲル液をもしのぐ海水療法（タラソテラピー）についても未来医療への可能性として問題提起してみたい。

本書は環境評論家の立場から船瀬が、1、4、6、8、9章を執筆し、医師、医学界の異端児の立場から内海が、2、3、5、7、10章を執筆する。

医者たちは輸血時に何を考えているのか、それも同時に明らかにすることで輸血に関する医師たちのホンネも伝えていきたい。

また、なぜこのような吸血ビジネスが蔓延するのか？　その根幹的な元凶についても追及しなければならない。つまり赤十字の闇、日赤利権の闇、そしてロスチャイルド家に通じる赤い楯と赤い十字の闇だ。

これを解き明かさずして血液の闇を解明したことにはならない。

世界中の王侯貴族や日本の天皇家も赤十字の深い闇と関係している。それをどう考えるか？

それは日本人それぞれの考えにまかせたい。

２０１４年６月　　船瀬俊介、内海聡

［新装版］血液の闇——もくじ

第6章

無輸血手術が世界の流れだ！

——船瀬俊介

日増しに高まる輸血治療への警鐘／狂信は〝輸血教〟信者の医師たち／無輸血手術の先進医療機関・イングルウッド病院／ソウルの大学病院のケース／輸血手術はすでに過去の遺物？／人体はバケツではない／千島博士の予言／無輸血手術こそ正統な医療だ／大手術ですら輸血なしで可能／エホバの証人が無輸血医療を育てた／ドラマ「説得」が秘めた悪意／エホバの証人たちの情報ネット／安全医療を！エホバのデータ／『聖書』は理にかなった健康法／詳細厳密な無輸血マニュアル／米国防総省も無輸血手術を研究／潰されてきた日本の無輸血治療／無輸血治療が自己採血療法とは！／70例、エホバの証人の手術をした希有な医師／真実を知る闘いで〝柵〟を打ち破れ

る／十分な対応がされなかったエイズの悲劇／世界中で輸血を介して広がる感染症／90年代の警告に日本は…／いつどこでどんなウイルスが入り込むかわからない／血液製剤のずさんでいい加減な販売実態／日本は世界的にも異常な血液製剤、輸血製剤の消費大国／足りないのは血液でなく、知識

発見という血液ビジネスにとっての曙光／〝愛国者〟を利用して稼ぐ／戦争が加速させた血液ビジネス／B型、C型肝炎、そしてエイズ……／輸血ビジネスの表向きの目的と〝真の目的〟／GVHDより危険な副作用／発症メカニズムはいまだ不明／わが身、わが子なら同意するか？／輸血崩壊を決定づける論文／輸血を多くすると2倍死ぬ／〝黄色い血〟とヘモグロビン仮説の崩壊／「カントンの犬は初耳」厚労省／水分とミネラル補給の代替療法を！／「輸血に見解を述べる立場にない」（赤十字社広報）／他の選択があるなら輸血はナンセンス／儲かるから使っている？／美智子様が名誉総裁で最高位／スイスのアンリ・デュナンが創設／赤十字の〝医療奴隷〟をつくる罠

第10章

国際赤十字の闇、日赤利権の闇――内海聡 229

赤い楯と赤い十字／国際赤十字のシステム／表は崇高な人道的団体／献血は国家を挙げての大事業／皇室と表裏一体となっている組織／国内の吸血ビジネスの総本山・日赤／日赤と天皇家の関係／戦争ビジネスのための赤十字／赤十字の手口／マッチポンプで金集め／赤十字社や日赤の本当の正体と目的／国際赤十字の闇／

カバーデザイン　森瑞（4Tune Box）
編集協力　マスナガヒデアキ
組版　SUSAN

第1章 こうして輸血で殺される

船瀬俊介

◎昭和天皇も輸血で〝殺された〟？

輸血は天皇も殺した……。

こう言うと絶句する人もいるだろう。

「何を馬鹿なことを！」と憤る人もいるに違いない。

昭和天皇の最期をご記憶の方もいるだろう。それは、まさに壮絶な死だった。

1988年9月19日、前年の手術からほぼ1年後、下血。その直後、朝日新聞が下血と病名をスクープ。病名を内密にしていた宮内庁は厳重抗議した。

容体が悪化してからは連日の輸血――それによる下血が続く。新聞の天皇の容体報道には、輸血と下血の文字が繰り返されていた。なぜか？天皇の体内で出血が続いていたからだ。それで失血する。出血分を補うために、さらに大量輸血する。

輸血には屈強な自衛隊員の血液が用いられたと聞く。そこには侍医団の祈るような思いが感じられる。

壮健な自衛隊員の血液を注入すれば陛下も持ち直されるのではないか——。

しかし、現実は、下血に次ぐ下血……まるで、穴の開いたバケツに水を注いでいるかのよう。輸血された総血液量は3万1000ccに及んだという。輸血に対する拒絶反応が天皇を襲ったのだ。だから大量輸血を繰り返しても、容体は悪化の一途を辿っていくばかり。そして、1989年1月7日、逝去。享年87歳。こうして激動の昭和は静かに幕を閉じた。

その死因は、最初は十二指腸乳頭周囲腫瘍（腺ガン）と発表された。しかしその後、心筋梗塞と改められたり、毒殺説まで飛び交い、二転三転している。

◎「輸血するほど出血する」「治療法はない」

昭和天皇が死のまぎわに、体内出血で連日連夜ニュースになったのは、ガンで衰弱した天皇にしょっちゅう輸血していたからであり、拒絶症状が襲いかかったという推測ができる。

それは輸血された血液に拒否反応を起こした一種のショック症状——。

正式には「移植片対宿主病《へんたいしゅくしゅ》」（ＧＶＨＤ）と呼ばれる。

発症原因は輸血液リンパ球とされ、放射線処理などの〝対策〟がとられたのは、それから10年後のことだ。

GVHDについて、医学書の「解説」に背筋が凍る。

――輸血した血液中のリンパ球が増殖して、患者（宿主）のリンパ球や細胞内皮系（免疫細胞）を攻撃したときに起こる症状。発症すると100％助からない――

さらに恐ろしいのは「輸血するほど出血する」「治療法はない」「1カ月以内に死亡」。まさに、昭和天皇の臨終と一致する。

◎輸血とは頻繁に行なわれる臓器移植だった

ここまで書くと不思議に思う人も多いはず。

「輸血って、血液型が合えば安全じゃないの？」

それは、素人考えにすぎない。4種類の血液型A、B、AB、O型は、あくまで大ざっぱな分類にすぎない。正確にいえば、血液型は指紋と同じ。他人と同じ血液型は存在しない。専門書には、こうある。

「輸血は、もっとも頻繁に行なわれている臓器移植である」

輸血は一種の〝臓器移植〟なのだ。

輸血するということは、宿主（患者）の体内に「他者」の臓器を移植するのと同じだ。すると、必ず免疫反応が起きる。それは、免疫細胞（リンパ球）が、「他者」（血液）の侵入を感知して攻撃することを意味する。

一方、輸血された血液にとっては、宿主（患者）の血液や細胞が「他者」となる。そこで、やはり免疫細胞が攻撃態勢に入る。わかりやすくいえば、輸血された側とした側の血液同士が〝大喧嘩〟を始めるのだ。それは、宿主の体内で免疫細胞間の〝大戦争〟へと拡大していく。

すると血液系、免疫系をはじめ生理機能は大混乱に陥り収拾がつかなくなる。神経系、内分泌系から内臓系までパニックとなる。血液は凝固機能を失い、内臓、消化器、皮下などあらゆる組織で出血する。患者は高熱で苦悶し、皮膚は赤黒く、下血、臓器出血が加速される。そして最期に、患者は多臓器不全で息を引き取る。

……凄惨、無残としかいいようのない末期である。

◎GVHDを知らなかった医者たち

昭和天皇は末期は高齢でかつ十二指腸ガンで衰弱していた。

病名は朝日新聞スクープ記事で、国民の知るところとなった。死の前年9月より下血症状が見られた。そこで侍医たちは輸血を施したのだ。その措置が仇となって天皇を苦しめることとなった。GVHDはいったん発症したら、患者に凄まじい苦悶を与える。天皇の医師団に、この恐るべき副作用の知識があれば輸血は避けたはずだ。

むろん、天皇の死因・GVHD説は私の推察にすぎない。しかし、明らかにされた末期の容態はGVHDの定義に符合する。さらに、公表された死因が「腺ガン」「心筋梗塞」など一致していない事実。GVHDが直接の死因となれば医療過誤死となる。象徴天皇を医療ミスで死なせたとなれば、国家の威信に関わる。そこで、医師団は死因公表にためらいをみせたのではないか。

さらに、天皇の医師団ですら、この輸血の致死的副作用に無知だった可能性がある。知っていたら患者を地獄に突き落とすような輸血治療は施さなかったはずだ。

◎血縁者の輸血は逆に危険だ

ここで、その重大副作用の全体像を見てみよう。

「GVHD：輸血血液中のリンパ球が生き残り、患者の体を攻撃することで起きる副作用をいう。別人のリンパ球は、たいていは異物として排除される。しかし、患者のリンパ球と似た白血球型の血液が輸血された場合や、免疫が弱まっている場合、リンパ球は排除されずに生き残り、患者の体のあちこちを攻撃する」(「日経新聞」1998年11月2日)

つまり、患者の血液と似た血液のほうが危ない!

われわれは輸血は「血縁者の血液のほうが安全だ」と思いこんでいる。

しかし、それは危険な勘違い。

「白血球の型が似通っているので、かえって輸血後GVHDを起こしやすい」(同紙)

子が親に、親が子に、輸血提供を申し出るケースがある。

肉親愛としては、胸を打つ。しかし、それが仇でGVHD地獄を招きかねない。

八木田旭邦医師(後出)も著書『ガン細胞が消えた』(二見書房)で、肉親輸血の危険性を警告している。

「家族に事故が起こると親類縁者が病院に集まって『自分の血液を輸血してくれ』といいますが、こんなに危険なことはありません」「HLA抗原が近ければ近いほど、GVHDが起こる危険性が高いのです」

◎600件に1件の割合で発症

以下、日経新聞(前出)の警告は重大だ。

「民族的混合の少ない日本人は、他人でも白血球型の似た人が多いので、そのままだと600件に1件くらいの割合で輸血後ＧＶＨＤが起きる」

これは少ない件数とはいえない。**年間120万人が輸血を受けている。すると、単純計算で、なんと年間2000人がＧＶＨＤを発症**していることになる。

「発症すれば助からない」のだ！　慄然とする輸血の副作用死だ。これだけの人々が毎年〝殺されている〟とは……。

その症状は――

「輸血1〜2週間後に、熱が出て、皮ふは真っ赤になり、肝障害を起こし、下痢や血便が出る。術後紅皮症の名で呼ばれていたものと同じだが、皮ふよりむしろ脊髄の血液を作る細胞（幹細胞）が攻撃されることが危ない。赤血球、白血球、血小板の三系統の血球すべてがなくなり、敗血症を起こし、死亡率は90％以上となる」（同紙）

さらに、八木田医師の解説。

「他人の生きたリンパ球に攻撃された体は皮ふに水疱ができ真っ赤にただれ、42〜43℃の高熱が出、頻回の下痢と多臓器不全を起こして、あっという間に死んでしまいます」

◎「貧血」で大量輸血にひきずりこまれたXさんのケース

輸血には、発症したら「確実に死ぬ」ＧＶＨＤという副作用がある——この事実を知ったら、あなたは輸血を受ける気持ちはゼロになったはずだ。輸血や血液製剤の同意書にサインする気になるか？　答えはノーだろう。

「輸血したら容体が急激に悪化して、死亡した」

あなたの身近で、こんな話を聞いたことはないだろうか？

それは、隠された輸血の急性副作用死ＧＶＨＤなど、その他さまざまな輸血の毒性による可能性が高い。

しかし、遺族は「輸血は救命措置だ」と信じている。まさか、輸血が原因で急死するとは夢にも思っていない。

輸血は、交通事故などによる出血多量のときに行なわれる。そう思っている人が多い。しかし、医療現場ではそうではない。ただの「貧血」でも堂々と大量輸血が施されるのだ。

「彼女は病院の治療で殺されたのではないか？」

私のもとに相談に来た方の親族Xさんのケースも悲惨だ。Xさんは生活保護を受給していた。これが悲劇の要因になった。生活保護受給者は、医療利権にとっては、じつに〝美味しい〟のである。医療費は国庫負担。だから青天井で取り放題となる。一人の患者に90もの病名をつ

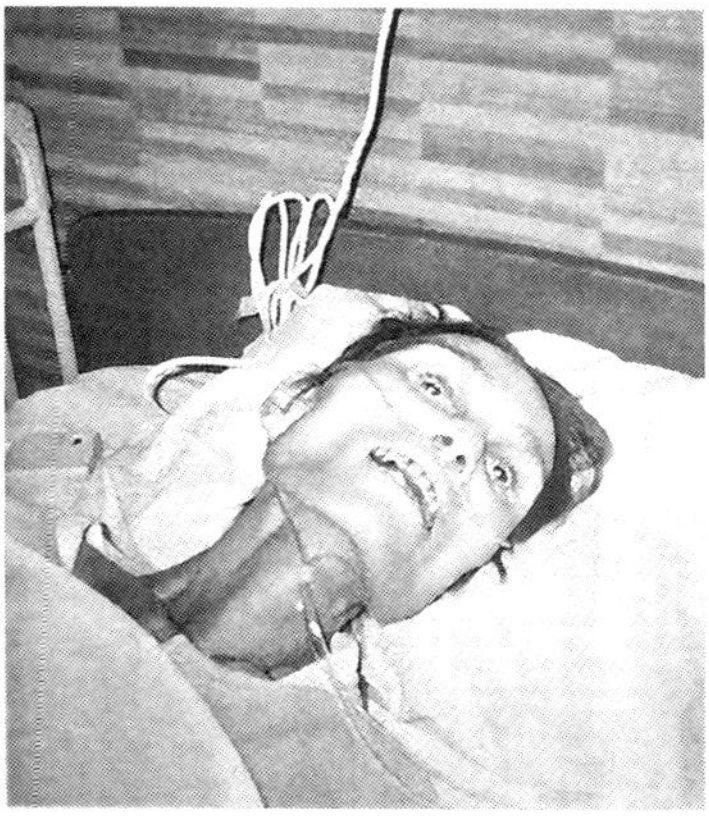

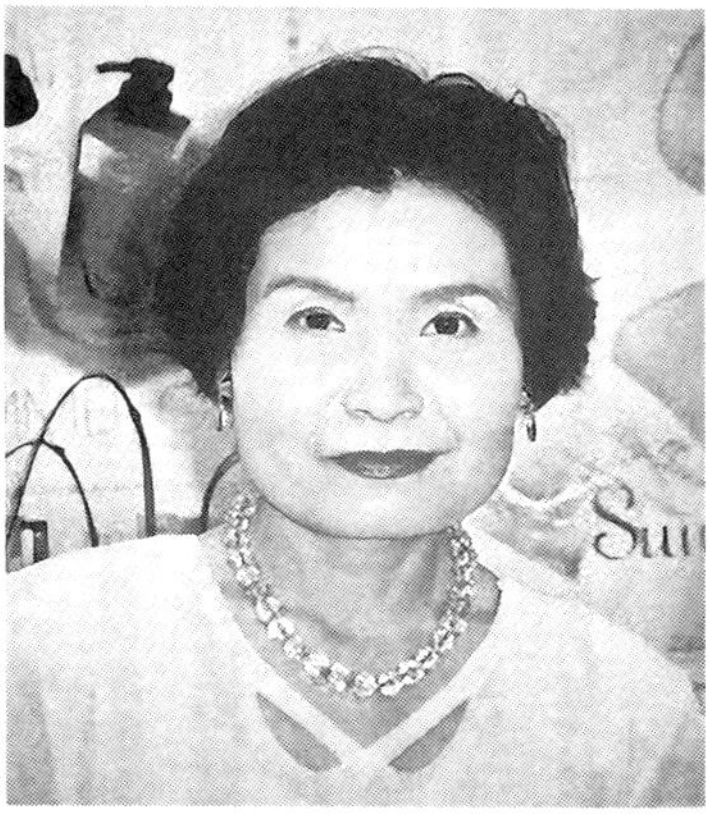

「貧血」と診断されたXさんは入院直後に受けた赤血球製剤の輸血により意識不明に陥った。左は亡くなる直前の写真・容貌の激変ぶりは見舞いに来た親族ですら、本人とわからないほどであった。

けて診療報酬をだまし取っていた悪質なケースすらある（『逸脱する病院ビジネス』ＮＨＫ取材班、宝島社）。

Ｘさんも「貧血」を理由に大量輸血にひきずりこまれた。

彼女は、血液検査で「ヘモグロビン値Hbが低い」と医師に言われ、「貧血」と診断された。入院直後に「数値を上げるための輸血」を行なうとして、「輸血同意書」を迫られた。あまりに急な話に、家族は同意せざるを得なくなりサイン。すると、いきなり彼女は照射赤血球濃厚液－ＬＲ「日赤」を３パックで計８００㎖（３万５５００円相当）の輸血を強行された。

ここで少し用語の整理をしておこう。血液が原料になっている医薬品はすべて「血液製剤」という。Ｘさんに投与されたのは「血液製剤」

の中の「輸血製剤」。これは、赤血球製剤、血小板製剤、血漿液など、それほど加工処理されていないもので、「輸血」といった場合にはこの「輸血製剤」が用いられたことを示す。

輸血直後、Xさんは「気分が悪い」と訴え、意識不明になった。その後は体中が内出血のように赤紫に変化し、最後にはどす黒く変色し、ミイラのようにやせ細っていった。

もはや、ほとんど歩くことも、食事をすることもできなくなり、一度も家に帰ることなく、入院から2カ月後、枯れ木のようにやせ衰えて息を引き取った。

このケースは輸血直後に意識不明に陥っており、皮下出血などの症状からGVHDを発症した疑いが極めて高い。こうした壮絶な奇怪死ですら、まったく普通の病死として扱われ、何の死因解明も行なわれていないのが日本の医療の実態なのだ。

◎「貧血」という輸血への仕掛け罠

ここでXさんにつけられた「貧血」という病名にも強い疑義を感じる。

その定義は「血液中の赤血球あるいはヘモグロビンという血色素が減少している状態」。つまり「血液が薄くなった」ことを「貧血症」と診断している。そこで登場するのがヘモグロビン濃度（Hb）という数値（g／dℓ）である。成人女性の場合、12〜15g／dℓが基準値とされる。

そして、これを下回って8g／dℓ以下になると機械的に「貧血症」にされ、医師の判断で自動的に輸血が強行される。

しかし、〝基準値〟なるもののいい加減さは2014年4月に人間ドック協会が高血圧症の定義を130から147（最大血圧）と突然変えたことでもわかる。人体には生化学的個性という概念、いわゆる体質差がある。たとえばアルコール耐性が典型だ。一升瓶を飲み干して平気な人もいれば、お猪口《ちょこ》一杯で真っ赤になる人もいる。これは、単純な体質差で、どちらも「正常」なのだ。「高血圧症」「貧血症」等も然り。高い数値が正常な人、低い数値が正常な人、さまざまなのを一様に特定の数値で線引きして〝異常〟と判定するのは、まさに狂気というしかない。

同様の医療犯罪は、緊急医療の現場でも横行しているはずだ。

大量出血なら、外科医はまず真っ先に「輸血！」と叫ぶだろう。大量の輸血が患者に注ぎ込まれる。

症状が急速に悪化……。GVHDを発症したのに、担当医は気づかない。だから、さらに輸血や血液製剤を追加する。しかし、容体急変で、ついに患者は息を引き取る。医者はカルテにこう記すだろう。交通事故による大量失血死……。

「GVHDは看護教育で習いました」

ある看護師の女性は、ポツリとつぶやいた。

「それで、亡くなる患者さんが多いんです。あるお子さんなんか、元気いっぱいだったのに、輸血をしたら見る間に急変して亡くなった。あれは、間違いなくGVHDです」

しかし、医師がカルテにGVHDと書くことは、ほとんどない。それは、重大医療過誤死を意味するからだ。

◎生き延びても待つのは凄絶地獄

輸血被害者は、GVHDを発症したらほぼ100%助からない。

通常は、前述のような症状で苦しむ前に、死んでしまうことも多い。「懸命な治療にもかかわらず、病気やケガで救えなかった」と処理されているだけだ。ところがじつは、その医療行為自体が患者を殺しているのである。

交通事故などで生き延びても、先に待つのは凄まじい輸血地獄。GVHD発症で体内は免疫不全の嵐で、もはや助からない。

輸血問題を調査してきたマスナガヒデアキ氏は語る。

「輸血が大量に行なわれた場合、体中が内出血していきます。殺鼠剤で体中を内出血させ殺すのと同じことが輸血で起きてしまうのです。輸血された患者は、のたうちまわって地獄の悶死です。もちろん、これらの結果は、病気やケガの悪化によって死んだこととして処理されてい

輸血後ＧＶＨＤ（疑い）症例の報告数と確定数の推移
（日本赤十字社中央血液センター医薬情報部データ）

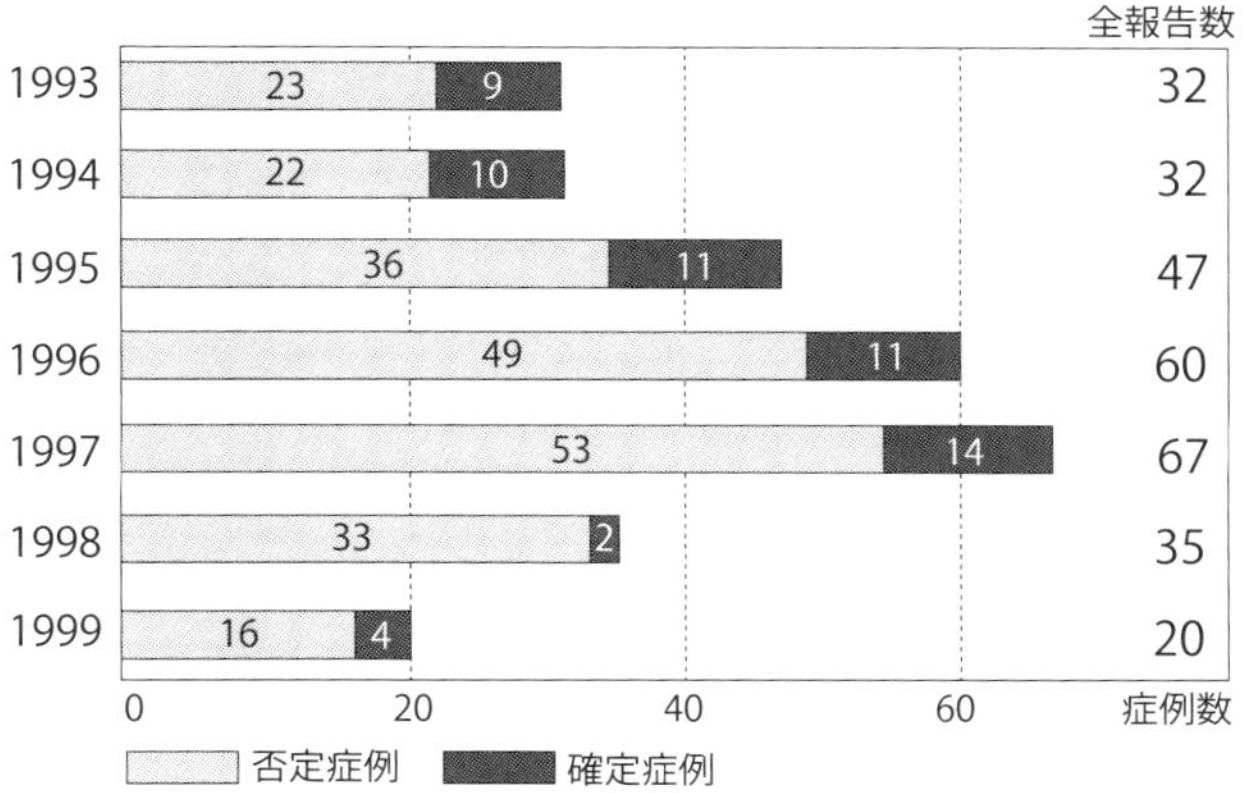

くので、いつまで経っても社会的に問題になることがありません。なぜなら、肝心の副作用情報が集まってくる赤十字社が危険情報を徹底的に隠蔽し続けているので、これほど長い間、凄惨な輸血薬害が続いているのです」

ＧＶＨＤ死は、輸血による最悪医療過誤だ。それを、正直に報告する医師は果たしてどれくらいいるだろう。自らの〝医療ミス〟を監督官庁の厚労省に進んで申し出るか？　報告義務はなく罰則もない。米国では副作用事故について報告する医者は10％に満たないという（米国疾病予防管理センター［ＣＤＣ］見解）。さらに別の米政府機関によると、多くの医師は副作用事故の報告をしないよう〝訓練〟されており、実際の報告は１％以下だともいう。

これにならえば、恐ろしいことにＧＶＨＤ発症率は報告数値の100倍という戦慄の数値になるのだ。

27ページのグラフは、93年以降、日赤中央血液センターに寄せられたGVHDの報告（98年以降は放射線照射などの〝対策〟が取られるようになった。この〝対策〟のさらなる問題点については第3章で述べる）。

「否定症例」と「確定症例」に分けていることが不可解。「できるだけ否定したい」という日赤の商売上の都合が読み取れる。報告者が1％とすれば、少なくともこの100倍のGVHD犠牲者が発生したことになる。ピークで6700人……！　物凄い数に達する。

◎吸血ビジネスは止められない

「発症したら確実に死ぬ……」

医学界でもGVHDへの恐怖が高まり始めた。

おそらく昭和天皇の急逝以降だ。そんな恐ろしい副作用を知ったら、とても輸血や血液製剤の投与などできない。

しかし、〝血液〟は製薬利権にも病院にも莫大な収入をもたらす。医学界には〝ブラッド・ダイヤモンド〟なる隠語がある。つまり「血液はダイヤほど儲かる」という意味だ。

血液原料には事欠かない。貧しい第三世界では、売血でタダ同然で大量に買い集めることができる。それを大きなプールに集めて、血液製剤などの原料にするという。文字どおり真っ赤な血のプールが存在するのだ。だれから採ったかわからない何千、何万人分もの血液が混ぜられプールで〝加工〟を待っている。特定の成分を抽出したら、それは「血液製剤」という高額医薬品に化ける。

薬面１ｇに換算すると、約７００万円という血液製剤もある。医療マフィアにとって、やめられるわけがない。それは、まさに吸血ビジネスという呼び名がふさわしい。

◎GVHD、放射線、抗凝固剤で出血

なぜ、輸血するのか？

それは、出血したからだ。ではなぜ出血しているのか？　それは輸血したからである。まさに、堂々巡りとなる。

輸血が出血を加速させる――その意外な事実を医師も患者も知らない。赤十字社が隠し続けているからだ。輸血して出血させる原因は３つある。

①　**GVHD**：前述したとおり、致命的副作用で、発症すると赤血球、リンパ球、血小板など、血球細胞がすべて失われていく。血小板も激減するので出血が止まらなくなるのだ。

② **放射線照射**：ＧＶＨＤを防ごうとするための照射が、血小板を破壊してしまう。血小板が死滅した血液は、やはり凝固せず、あらゆる臓器や組織から出血する（第3章で詳述）。

③ **抗凝固剤**：輸血するには、血液を注射針に通さなければならない。しかし、献血者の新鮮血は体外に出ると、すぐに血小板の働きで凝固する。すると、注射針が詰まり輸血不能となる。そこで血液がスムーズに注射針を通るように、輸血液には「抗凝固剤」が配合されている。輸血を受けるということは「抗凝固剤」入りの固まりにくい血液を注入されることなのだ。そこには血液を固まらせない薬剤が添加されている。だから、輸血すると出血が止まらなくなる……さらに輸血が増える、という皮肉な現象が起こる。

◎輸血には多くの危険が隠れている

そして、輸血・血液製剤には数多くの副作用が存在する。

① **輸血関連急性肺障害（ＴＲＡＬＩ）**：死亡率は十数%。多くは輸血1～2時間後に発症。肺水腫をともない呼吸困難となり、急死する場合が多い。発熱、血圧低下をともなうこともある。原因の一つとして放射線照射した輸血液の血球死骸が考えられる。照射1週間ほどで血球染色体がバラバラになり死滅。その死骸が肺胞の末梢血管に詰まり、急性肺障害を起こし呼吸困難となったケースが報告されている。

②**心不全**：輸血関連循環過負荷（ＴＡＣＯ）と呼ばれる。輸血後、6時間以内の発症が多い。過量輸血するとこの心不全を起こす。呼吸困難、頻脈、血圧上昇などをともなう。

③**輸血性急性腎障害**：輸血した血液中に混入している血球の死骸が腎臓の末梢血管を塞ぐと、輸血性の急性腎障害となり、最悪、急死する。

④**肺水腫**：これは肺に水が溜まる病気。やはり、輸血で発症する。

⑤**敗血症**：血液中にエルシニア菌などの病原菌が繁殖し、血液が〝腐敗〟する病気。発症すると1週間ほどで死亡する。ＧＶＨＤも末期に敗血症症状を起こし、死に至る。

⑥**プリオン**：これは病原体タンパク質。狂牛病の感染源として知られる。脳がスポンジ状態になって死亡する。クロイツフェルト・ヤコブ病も同じ疾患だ。やはり、プリオン感染で発症。輸血はプリオン感染の媒体ともなる。

⑦**エイズ（ＨＩＶ）**：これはアメリカ軍の生物兵器として開発された人工ウイルスである。性行為以外でも、輸血と血液製剤で大々的に感染が拡大した。この事実は薬害エイズ事件として広く知られている。

⑧**溶血反応**：不適合の血液型を輸血すると発症。血球が溶ける致死的反応が起きる。

⑨**血管内凝固**：正式には播種性血管内凝固（ＤＩＣ）。血小板数の急激な低下によって起こる症状。出血傾向が強くなる。

⑩ **アナフィラキシー**：輸血された血液に強いアレルギーショックを起こす。

⑪ **細菌感染症**：細菌に汚染された血液を輸血した場合に発症する。最悪、敗血症に悪化することもある。

⑫ **ウイルス感染症**：輸血を経て、各種病原ウイルスに感染する。肝炎、エイズなどがそれらの代表的なもの。

⑬ **肝炎**：輸血で避けられないのが売血者からの感染症だ。とりわけ海外からの売血は、危険が大きい。それを何万人分もプールに溜める。それは、まさに病原体の〝赤いスープ〟と化す。輸血性肝炎でもっとも多いのがC型肝炎なのだ。

こうした副作用について製薬会社はその存在を認めていない。そして、医者もそのことを認識していない。

それゆえ、こうしたことは日本中で多発しているにもかかわらず、**そのほとんどのケースが「輸血が原因」だとは疑われることもないまま、「病状の急変」などという理由で片づけられているの**だ。

◎日本の輸血における3大事件

日本の輸血の歴史を見ると、３つの重大事件が特筆される。

(1) 梅毒感染事件

１９４８年に輸血で大規模な梅毒感染事件が発生している。それも東大病院分院の産婦人科病棟で起こっている。この事件は、それまで病院で採血して輸血するという「枕元輸血」から、管理された「保存血液輸血」へと流れを変えるきっかけとなった。

(2) ライシャワー事件

１９６４年、当時、駐日大使だったＥ・ライシャワー氏が暴漢に襲われ刃物で刺されるという事件が起こった。病院に搬送された大使は、輸血措置を施されたが、輸血液で肝炎に感染してしまった。この事実が公になると世情は騒然とした。この事件をきっかけに、それまで行なわれていた民間の売血による血液銀行からの血液供給システムを廃止。輸血システムは、日本赤十字社による献血制度へと移行した。この事件は結果として血液ビジネスを日赤の独占事業とする方向に加速させた。

(3) エイズ禍事件

1985年、血友病患者たちを見舞った悲劇的事件。当時は、血友病治療薬として多くの非加熱製剤が使われていた。しかし、これら血液製剤の原料血液がエイズウイルス(HIV)に汚染されていたため血友病患者たちへのHIV感染が続発し、一大社会問題となった。海外では、加熱製剤に切り換えられていたため感染の悲劇は防止されたが、その事実を知りながら日本国内では漫然とエイズ汚染の非加熱製剤が血友病患者たちに投与され、被害を爆発させたのだ。この被害を訴える裁判で厚生省(当時)官僚の不作為責任が問われ、有罪となっている。この事件を契機に献血による血友病治療薬が作られるようになった。

――これらの経過を見ると、被害が発生してから後に、ようやく対策が講じられている。つまり犠牲者が出て世間が騒がないと動かない。日本人の保守的な体質がよく表れている。「臭いものに蓋」「見ぬこと清し」。この事なかれ体質を改めないかぎり、被害と悲劇は、エンドレスで続いていく。

◎患者をダマす「輸血説明書」

輸血前に患者にサインさせる「輸血説明書」もきわめて悪質だ。そこには、こうある――。

２：輸血に際して起こりうる副作用

献血者に対しては詳細な問診、血液型、ウイルスなどの感染症の検査を行っております。また、血液の保存、管理、使用法などに関して最善の方法で対処しており、そのため輸血の安全性はこの一〇年で格段に向上しています。

しかし、輸血の副作用や輸血に伴う合併症は皆無とは言えません。

副作用発生率は、およそ以下のとおりです。（約一〇本輸血されたとして）

（１）輸血後肝炎（主にC型）：１／２０００

（２）エイズ：１／２００万以下（本邦では検査開始後、確実な報告はありません）

（３）輸血性移植片対宿主病（ＧＶＨＤ）：１／2万～１／10万

（４）溶血反応：軽症１／１００～重症１／１万

（５）アレルギー、じんましん、発熱：１／20～１／１００

（アナフィラキシーなどの重症型は約１／１万）

一見すると、輸血の副作用は格段に少なく見える。患者は安心して、医者のすすめるままに同意書にサインする。ところが……。

◎坂口元厚労相は肝炎10％と証言

たとえば、肝炎の確率に注目してほしい。1／2000、つまり0・05％になっている。さらに、10本と書いてあるので、1本なら、その10分の1の2万分の1になる。ちょっとした輸血なら、ほとんどゼロということになる。

しかし元三重県・赤十字血液センター所長を歴任し、医学博士でもある、元厚労大臣の坂口力氏（公明党）は公の席でこう発言している。

「私が関わっていた厚労省は輸血した人の50％が輸血後、肝炎にかかっていました。それを献血に切り換えても、なかなか30％以下にはならなかった」

これは元日赤血液センター所長かつ厚労大臣の証言なのだ。

彼はインタビューの終わりに、こう答えている。

「私が作った制度を導入して、10％くらいまでは下がったと思いますけども、なかなか、それよりも下がらない」

つまり、肝炎感染症は10％は発生していることを、元厚労大臣が認めている。説明書の1／2000は200倍も薄めた完全なペテン数値だということになる。

「GVHDも600人に1人発症」と前述のとおり日経新聞で報道している。「説明書」の1／2万～1／10万がでっちあげ数字であることは、子どもでもわかる。一事が万事、嘘とペテンにまみれた「説明書」に騙されて、患者や家族は輸血同意書に署名してしまう。

◎輸血製剤単独では儲からなくても採算が取れる仕組み

前出のマスナガ氏は、その背景をこう解説する。

「一説には、『輸血製剤はコストが高く、儲かる商品ではない』という話があります。しかし、利益の仕組みは単独の利益だけではありません。医療産業にとっては、発病剤、発ガン剤を使い、病人が増えてくれることこそが、巨利を生み出す仕組みになっているのです。一例をあげれば、世界でもっとも売れている抗ガン剤で、発ガン性が40〜50倍にもなるマスタードガスの『シクロホスファミド（エンドキサン）』は、乳ガンなどでは投与量の80％近くを占める大ロングベストセラー商品です。この発ガン剤の価格は一本が320円で、単剤としては価格が安く、この商品単独で製薬会社や病院が儲かっているわけではありません。マスタードガスの壮絶な発ガン性によって患者のガンが悪化すれば、次からはその他の抗ガン剤や暴利の治療という商品が飛ぶように売れます。

輸血による発病なら、肝炎などは死ぬまでインターフェロン剤などいろいろな薬剤が定期的に売れる〝自動販売機状態〟になります。たとえ単独で利益が出ないとしても余病から発生する治療という商品の売上げから出る利益は巨利になるのです。つまり、輸血製剤もマスタードガス抗ガン剤も使う目的は同じことです。発病させることで、医療の奴隷を作り、次の巨利を生みだすのです」

これを極論だと思うなら、あなたは、まだまだ医療マフィアによる〝洗脳〟から覚めてはいない。

◎エンドレスで稼ぎ続ける現代医療

それは、アトピーからガン治療、ワクチンまで、すべての医療にいえる。副作用のある治療をすれば、今度は、その副作用症状で稼げる。まさに、金ヅル。マッチポンプで、それこそ患者が死ぬまでエンドレスで稼げる。それが現代医療の正体なのだ。

「現代医学の神は〝死神〟である」とアメリカの良心の医師、R・メンデルソン氏は告発した。「病院は〝死の教会〟である」。それは、正しかった。

だから、イスラエルで病院がストをしたら同国の死亡者が半減し、再開したら元に戻った（！）のも、当たり前。アメリカ人の死亡原因の1位が〝病院〟であることも、当然の結果なのだ。

患者の生き血と財産を吸い尽くす〝死神〟たちの頂点に君臨するのが、ロックフェラーやロスチャイルド財閥が牛耳る超巨大医療マフィアだ。これについては9、10章でも詳述しよう。

第2章　エホバの証人〝輸血拒否〟事件の真相

内海聡

◎闇に塗り込められた驚愕事実

現在、日本だけで、毎年約120万人が輸血を受けている。手術をすれば、輸血をするのが当たり前と思わされ、ほとんどの人がそれを疑うことさえない。

そして、膨大な輸血・血液製剤の利権の背後で、無駄な治療やリスクの大きい投与が平気で行なわれ、それによって死亡事故や医原病が多発しているにもかかわらず、赤十字は副作用報告を隠蔽し、それらが輸血が原因であると気づかれることもない。医師は気づかず、遺族ももちろん気づくことができない闇の中におかれている。

ビートたけしが主演して製作されたドラマ「説得」で有名なエホバの証人に関する輸血拒否事件、この事件にも医学的な裏の意図が隠されていた。この驚愕事実もまた闇に塗り込められて、医療利権に都合のよい情報としてプロパガンダされている。

しかし、実際にその事件を洗ってみると、一般に知られている事実とは違った様相を呈してくる。

この事件において、**子どもが出血したのは手術の検討に入った段階で推定0・5ℓ程度であり、決して大量失血といえるようなものではない。この程度の出血は、今の日本の規準でも輸血の必要のない手術が可能であった**ということだ。

子どもの治療にあたった医者が輸血にこだわったのは、当時の厚生省の輸血ガイドラインの基準が、世界の輸血に関する主たる研究と比べても、話にならないくらい低すぎたこと（つまり、なんでもかんでも輸血をさせることになる基準であったこと）、そしてなにより現行のガイドラインに従わねば訴えられてしまうという「恐れ」が一番の理由である。

まず、この章においては、このエホバの証人輸血拒否事件の真相を追いながら、医師たちはどう思い、どのような教育を受けているのか、なぜ子どもは死亡に至ったのかを再検討してみることにしよう。

◎ドラマ「説得」とエホバの証人輸血拒否事件の嘘とは？

では、輸血拒否事件とはどのようなものだったのかということからひも解いてみることにしよう。その前に、私自身は「エホバの証人」とは何の関係もなく無宗教者であり、あえていえばアニミズム（自然崇拝）の考えに近い人間であるということを明言しておきたい。

だれもが一度は耳にしたことがあろう有名な事件であるがゆえ、「輸血拒否」を非難するときに必ずといっていいほど取り上げられる事件である。

「両親が輸血を拒否したために、結果的に子どもが死んでしまった。輸血さえしていれば……」という扱い方をされ、私も当初はそれと同じ考え方を持っていた。

この事件は１９８５年のことであり、当時マスコミにかなり取り上げられ、さまざまな憶測も入り乱れた。そして、結果的にエホバの証人の輸血拒否の考えを知らしめる象徴的な事件となった。

◎事実を検証してみる

この事件は、さまざまな医療利権側の思惑によって、一方的で偏った報道になった可能性が高い。では、事実とはなんで、報道のどこに誤りがあったか検証してみる。
事故の詳細は大泉実成氏の『説得』（講談社）に詳しい。時系列で要約してみる。
16時10分頃　A君が４時30分に約束の聖書研究を受けるため、目的地へ自転車で出発。
16時35分　府中街道を走りガードレールとダンプカーの間を抜ける際に転倒、両足を轢かれる。すぐに１１９番通報。

16時38分　通報から3分ほどで救急車が到着。応急処置開始。
16時42分　救急車到着から4分ほどで、止血帯による処置完了。意識ははっきりしており、救急隊員にきちんと受け答えをする。
16時56分　S医科大学救命救急センターに到着。医師の最初の所見では「両下肢解放性骨折、入院60日」。
17時頃　出血量約500ccと推定され、「一刻も早い輸血が必要」と判断される。
17時30分頃　輸血および緊急手術を行なう前に両親が駆けつける。手術同意書へのサインを求められるが、輸血ができないと述べる。医師は両親に怪我の状況を見せる。
父親とA君はわずかな会話をする。
「だいじょうぶか」
「うん」
「お父さんがついてるからな。しっかりしろよ」
「うん……お父さん、ごめんね」
18時過ぎ　センター長が電話で父親の説得を試みる。A君の意識がもうろうとし始め、人工呼吸用チューブが取り付けられる。

19時10分過ぎ　Ａ君の人工呼吸用チューブを外し、Ａ君の意思を確認しようとする。意識は戻らず再びチューブ装着。
19時45分　集中治療室（ＩＣＵ）に移される。
20時頃　Ａ君は自発呼吸を停止。瞳孔も開く。
21時18分　Ａ君が死亡。

◎処置をしても助からないケガだったのか？

担当した神奈川県警および管轄の高津署は、両親に対する「保護責任者遺棄罪」や未必の故意による「殺人罪」、医師に対する「業務上過失致死罪」「医師法違反」などの容疑での刑事責任を検討した結果、追及しなかった。刑事責任を問われたのは事故を起こしたダンプカーの運転手だけであり、その罪状は「業務上過失致死」で罰金刑に処されている。

鑑定によると、事故そのものによるケガが大きく、挫滅症候群（いわゆるクラッシュシンドローム）を起こしていた。それが急性腎不全の併発につながり、死因となっている。

警察には、輸血したとしても助からなかった可能性があるという最終判断があり、事故そのものの大きさが死につながったという見解になっている。それは以下の新聞記事にも表れている。

同課は輸血拒否と死亡との因果関係について同県警監察医に鑑定を依頼、今年一月三十一日、「A君（記事では実名）は輸血されたとしても、必ずしも生命が助かったとはいえない」という内容の鑑定書が出され、これを受けて両親や運転手の処分を検討していたが、「両親に保護者遺棄致死などの刑事責任を問うのは困難」との結論に達し、ダンプカーの運転手だけを業務上過失致死容疑で書類送検することにした。（「毎日新聞」1988年3月10日）

◎さまざまな医師の証言

対応した医師はどう考えていたか、『説得』から引用してみよう。

「最大限の治療を尽くして、それで、戻らない、なんともならない、というのであれば、ある程度あきらめはつくけれども、でも、僕はもう今でも信じてますけど、明らかに、あの時点で輸血をしておけば百パーセント助かったろうっていうのはね。だから……口惜しいんですよね。運ばれて1時間以内に輸血をしていれば、助かる確率は十分でしたからね。（略）余分な時間をね。たくさん、費し過ぎたと思うの。あの2時間半というね。ただ輸血するかしないかだけのためにね。本当にね、2時間半が、彼の命を奪ったようなもんだと思う」

また、外科医でエホバの証人の無輸血手術を行なってきた大鐘稔彦氏は著書『無輸血手術』（さいろ社）でこう述べている。

「第三者の無責任な批判と咎められるかも知れないが、この診断結果からも言えることは、どうせなら、運び込まれた段階で整形外科医は即〝無輸血手術〟に踏み切るべきではなかったか、ということである」

医師の語ったところや本に描かれた状況からすると、後述するイングルウッド病院のような処置が早急に行なわれていれば、A君はかなりの確率で救命されていた可能性が高いと推論できる。

病院に運び込まれたA君は、意識明瞭で話の受け答えができており、医師も緊急に深刻な事態だと思っている様子ではない。

しかし、まさに「説得」の最中、結果的に放置されている時間があまりにも長すぎたために、どんどん悪化し、尿が出なくなり、腎機能も働かなくなっていく。

このことからすると、「説得」に4時間もかけ、手術に踏み切らなかったことなどが腎機能などの臓器を悪化させ、血圧が低下し、事故から5時間後の死亡につながった可能性が高い。

両親は輸血は拒否していたが、医療処置を拒否しているわけではない。「一刻も早く治療してほしい」と頼みこんでいる。それに対して病院は「輸血を認めないなら治療はしない」という方針であった。結果的にA君は亡くなり、その原因として「輸血拒否」がやり玉にあげられることになる。

ここで重要な問題は、どちらの主張や行動が医学的に正しく、どちらが間違っていたのかという検証である。

◎エホバの証人〝輸血拒否〟は正しかった

じつはこのとき、エホバの証人の父親は、海外の最先端の治療ガイドラインや考え方にも通じるような「無輸血で手術してほしい」という決意書を出している。

本書でもおいおい述べていくが、これは結果的にみると救命にとってもっとも正しい方針を主張したわけだが、医師たちは無知ゆえに、それを受け入れることができなかった。

この事件は、医療利権の仕掛ける洗脳から解けた状態で検証してみると、「説得」の対象がひっくり返ってしまう。

「無輸血でも手術して助けられるのだから、早く手術してほしい」と、両親やエホバの証人の信者たちから説得されていたのは、むしろ医者のほうだったのである。

そして、結果的に「輸血しなくても大丈夫だ」という説得のほうが医学的に正しかったとい

うことだ。これは現在の治療ガイドライン的に見てもそうである。

たとえば、厚労省と赤十字社が出している「血液製剤の使用指針」（改定版）にはこうある。

「急性出血に対する適応（主として外科的適応）で、循環血液量の20〜50％の出血量に対しては、人工膠質液（ヒドロキシエチルデンプン（ＨＥＳ）、デキストランなど）を投与する」

どういうことかというと、20〜50％程度の出血量であるならば、「人工膠質液」での対応が可能だと言っているのだ。これは平成26年現在でも十分通用する。

そして、じつはこの事件で亡くなったとされる子の総出血量は、事故から50分後の段階では医師たちの推定で５００cc程度と見込まれている。

つまり、手術をしようとする17時の段階では循環血液量の約20％というレベルであり、「血液製剤の使用指針」からいっても、輸血の必要などなく、膠質液で十分に代用が可能な範囲であった。

医師としては血液量に余力がなくては手術ができない（じつはこれ自体が一番の誤解なのだが……）と言うだろうが、まだ現代医学の基準でも、少なく見積もって手術を検討している段階では１０００mℓ近い余力があったことになるのだ。つまり無輸血でも手術し、救命する可能性は十分にあったのだ。

改定された今の治療ガイドライン指針なら、輸血にこだわる必要はなかったどころか、輸血する必要もなかった。

◎子どもは「生きたい」と証言したのか？

さらに報道では、亡くなった子どもが「生きたい」と訴えたと報道されている。

これが輸血拒否をした親への激しいバッシングにつながったわけだが、じつは『説得』の著者である大泉実成氏が関係した医者たちへ聞き取り調査したところ、実際にはだれもそんな言葉は聞いていないというのだ。

これもいま考えてみるとわかる。エホバの証人の人々は単に宗教心だけから輸血を拒否しているのではなく、科学的にも考えており、しかもそれを子どもにも教えていたというわけだ。

そのことは父親の言葉にはうなずいていたが、医者の呼び掛けにはうなずかなかったという話からも想像できる。彼は父親の言葉には納得したが、医者の言葉には納得しなかったのだ。

これは、エホバの証人による「洗脳」などではなく、科学的理由があって本人自身が納得して選択していたことを示している。

◎「輸血同意書」を求めるワケ

そして、この事件にはさらに重要な検証ポイントがある。

一つは、こうした緊急時の事故でさえも、両親の到着を待って、**「輸血同意」が得られなければ、輸血はできないというような医療規定がなぜあるのか？**　ということである。

もう一つは、**輸血を拒否された場合に別の選択肢が用意されていないのはなぜか？**　という問題である。じつはここにも輸血にまつわる闇が広がっていることに気づけるだろうか。

事故による失血であっても、「輸血同意」が必要なのは、輸血には本書で述べるような重篤な感染症や後遺症といったさまざまな危険性があり、後々トラブルが起きる可能性が高いという事実を赤十字社も病院もわかっているからなのだ。

事実、輸血製剤による巨大薬害は肝炎も含めて救済されておらず、輸血肝炎や輸血の後遺症に苦しんでいる人が非常に多い。

もし、輸血同意書の説明に書いてあるように、本当にリスクが極めて低いのなら、失血時にいちいち同意書を書かせる必要などない。子どもが生きるか死ぬかのときに、いちいち同意書にこだわるのには、血液製剤の闇を知るうえで、大きな意味があったのだ。

◎「別の選択肢」は、なぜ用意されていないのか？

さて、もう一つの疑問、「別の選択肢」がなぜ用意されていないのか？

この事件だけではなく、さまざまな思想信条の人々を扱うのが病院なのだから、「輸血拒否」

うか。

をされた場合に、どう対処するべきか、という選択肢を用意しておくのがふつうではないだろ

エホバの証人の輸血拒否事件でも、輸血を拒否された後では、子どもが死ぬまで延々と輸血を承諾するように説得することしか考えていない。拒否された場合、他の代替液を調べておき、それを使用するといった対応マニュアルが事前に用意されているのが当然なのである。

ところが、この事件当時は他の病院も似たような状況であり、「副作用で事故が生じても納得する」という承諾をさせながら、失血時には輸血しか選択肢を用意していない。

他の方法を考えていないのは、医療現場では「必ず輸血する」という結論が最初から決まっているからである。そして、現場の医師たちはそれ以外の方法があるということすらまったく知らないのだ。必ず輸血するというのが、血液利権のビジネスモデルなのだから、そもそもほかの選択肢など用意する必要がないのだ。

このように検証していくと、**する必要もない輸血をしつこく勧められたうえ、その間に命を救うための積極的な処置をなんら行なってもらえなかった子どもは、報道されていることとはまったく異なり、完全に医療利権の被害者**といえよう。

にもかかわらず、世間は死亡の原因が輸血拒否によるものだと思わされている。ほとんどの人が医療利権の手のひらで踊らされているカモであることに気がついていない。

そうして今日もまた、患者は輸血の同意書にサインさせられ、医原病製造ビジネスの洗礼儀式を受けさせられている。

まずはこんなところから重度の洗脳がまかり通っていることに留意していただきたい。しかし、輸血の謎を追っていくと、もっと非常識で信じられないような内容をいくつも発見することができる。

輸血トラブルについて、もう少し調査と考察を加えていくことにしよう。

◎医師は訴訟を怖れる

医療現場での「輸血拒否」によるトラブルは、日本においても30年以上前から見られている。しかし、当時はエホバの証人の人数もわずかであり、大きな話題となることはなかった。

この問題を一躍有名にしたのが前述の輸血拒否事件になるわけだが、わが国の医学・法学関係の文献に最初に現れる輸血拒否事件は、１９７３（昭和48）年、麻酔科のＭ医師が48歳の潰瘍性大腸炎の患者を治療したケースであるらしい。

手術に臨むにあたって、この患者は輸血を拒否したらしいが、この場合は電解質液の輸液１０００㎖を使用することによって、輸血をしないで済ませることができたという。

Ｍ医師はその経験の後、輸血拒否の問題に関し、アメリカの麻酔医であり、法律家でもあったドーネットの見解を紹介している。その中身は以下のように要約される。

①　緊急手術でない場合、最良の方法は輸血から手を引くことである。
②　緊急手術の場合は、場合によっては患者の同意が得られなくても、輸血を行なう。輸血をしない場合には、裁判所からの許可を得ておく必要がある。
③　小児の場合、両親の同意が得られなければ、裁判所の許可を求める。

M医師は重度に洗脳された「輸血を必要と考える西洋医学医師」であるわけだが、私も昔は内科の勤務医であり、このような考え方は容易に理解できる。

この要約から垣間見えることは、

①　医師にとって教科書の洗脳はもっとも強いこと
②　真面目な医師であれば、よりよい治療方法を考えて悩むということ
③　医学の不確実性からくる訴訟への恐れ

であり、以前の私を含めほとんどすべての医師についても同様のことがいえる。

医者は訴訟を怖れる。特に、一般的ではない医療行為を行なった場合はなおさらだ。

薬害や誤診や医療過誤が多発し、医療が人を治す行為ではなく完全に殺人や金儲けに堕して

しまっている現代医療の姿を思えば、医師たちが訴訟の対象になるのは当然のことかもしれないが、一方で、本当に優良な医師たちがやるべきことをできない、という悪循環も存在する。

そしてその悪循環を生み出しているのは医師の性格や技量などではなく、「市民一人一人の意識」と「医学の教科書や教育がもともと狂っていること」だと考えねばならない。まさに輸血に関する話題は、悪質な利権に騙されたその筆頭であるということだ。

◎輸血の実態とガイドライン

まず私自身もそうだったのだが、**「交通事故などで大量失血している」→「血を入れなければならない」という思考法が洗脳の最たるもの**である。

じつは本書で指摘していることを知人の救急医、しかも最先端で指導するような救急医に質問した。名前はここでは控えさせていただくが、その答えは「大筋において本書の内容に同意する」というものだった。ただし、その救急医は完全な輸血否定論者ではまだないことをここに明記しておく。

第一に救急医学の世界での現代のトピックの一つは、「失血救急時は血が薄いほうが人体への弊害が少なく、蘇生率や治癒率が高いのでは？」という疑問なのだそうだ。

つまり、救急の危険状態で人体反応が亢進している場合、血が濃すぎると血栓症の危険やその他の病態での弊害が強くなる、というのは救急医学でもかなり研究されてきている。実際に脳梗塞などでは「血液希釈療法」といって、わざと血液を薄める療法があるくらいだ。血液が薄いと、濃い状態より、毛細血管に通りやすいことを利用した治療である。

しかし、いまだ現場の医師のほとんどは、「失血している」→「輸血する」という思考法に支配されている。

◎「参考書」にはなんと書いてあるか?

本書の執筆に当たり、私は自分が使っていた古い参考書をあえて読んでみた。

その参考書は「year note 2000」といい、まさに2000年に発行されたものだ。この「year note」は医師ならば必ずだれでも知っている参考書であり、内科や外科領域を簡易にまとめたものとして、国家試験対策としてもよく用いられている。専門書ほど詳しくはないがエッセンスが込められているという点で、この本がよく使われ参考にされている。このことはたとえ私や船瀬俊介氏を全否定する医師たちでさえ、認めるところではあるだろう。この参考書から抜粋するかたちで、輸血についての初歩的なガイドラインを紹介してみよう。

この「year note」の輸血に関する項目を私なりに要約すると以下のように書かれている。

①　輸血は西洋医学では当たり前（輸血を否定的にとらえる観点は存在していない）。
②　術前、術後のHb（血球濃度）を８程度にするよう記載がある（人体の正常値は13～15程度）。
③　さまざまな血液製剤（血液製剤とは、全血、赤血球、血小板、血漿、アルブミン製剤、グロブリン製剤などのこと）があり、それらは目的に応じて使われる。
④　放射線照射と輸血の承諾は前提中の前提である。
⑤　輸血の副作用として溶血、アレルギー反応、クエン酸中毒（低カルシウム血症）、感染、輸血後ＧＶＨＤ、空気塞栓、高カリウム血症などが挙げられる。
⑥　血液のタイプとしてＡ、Ｂ、Ｏ、ＡＢ型などの記載と、Rh型についての記載、そして交差試験（輸血者と供血者の適合を調べる）の重要性。

その他にも医学者でないと理解しにくい内容が入ってはいるが、そこはこの著書の要点ではないため割愛しよう。

ここに挙げた内容はまさに教科書どおりの内容であり、医学教育によって徹底的に刷り込まれ、医師たちはだれでも覚えている。しかし、この内容は正しいものと間違っているものが混在していると見抜ける人間はそう多くはない。

◎「血液製剤の使用指針」は何を言っているか？

ほかにもう一つ資料を出してみよう。以下は「血液製剤の使用指針」（改定版）の要約である。やや専門的になるが、「マニュアル」ではどうなっているのかを知っていただくためにお読みいただきたい。

（1）急性出血に対する適応（主として外科的適応）

●Hb値が10g／dℓを超える場合は輸血を必要とすることはないが、6g／dℓ以下では輸血はほぼ必須とされている。＊Hb値のみで輸血の開始を決定することは適切ではない。

（2）周術期の輸血

① 術前投与

●患者の心肺機能、原疾患の種類（良性または悪性）、患者の年齢や体重あるいは特殊な病態等の全身状態を把握して投与の必要性の有無を決定する。（略）

② 術中投与

●循環血液量の20～50％の出血量に対しては、人工膠質液（ヒドロキシエチルデンプン〔HES〕、デキストランなど）を投与する。赤血球不足による組織への酸素供給不足が懸念される場合には、赤血球濃厚液を投与する。この程度までの出血では、等張アルブミン製剤（5％人血清アルブミン又は加熱人血漿たん白）の併用が必要となることは少ない。循環血液量の50～100％の出血では、適宜等張アルブミン製剤を投与する。なお、人工膠質液を1000mℓ以上必要とする場合にも等張アルブミン製剤の使用を考慮する。

●循環血液量以上の大量出血（24時間以内に100％以上）時又は、100mℓ／分以上の急速輸血をするような事態には、新鮮凍結血漿や血小板濃厚液の投与も考慮する。

●通常はHb値が7～8g／dℓ程度あれば十分な酸素の供給が可能であるが、冠動脈疾患などの心疾患あるいは肺機能障害や脳循環障害のある患者では、Hb値を10g／dℓ程度に維持することが推奨される。

などとある（ちなみにここで血液の「単位」について簡単に解説しておこう。「血液製剤の使用指針」の中にも登場する「単位」というのが輸血製剤の量のことで、日本では200mℓの献血から作られる量が1単位として表記される）。

医師たちはこうしたガイドラインの奴隷であり、まさに条件反射としてこのガイドラインどおりに行動する。

このガイドラインにもあるように、総じて多くの麻酔医や他の医師たちは、患者のヘモグロビン値が10以下になると、貧血を治療するために輸血をしなければならないという気になる。

私が勤務医時代は10という数字にはこだわっていなかったが、それでも7～8程度では考慮するようにはしていた。これはまさに教科書どおりの判断であり、つまり、それは医師としてほとんど自動的な反応で条件反射なのであり、以前は私もその一人だったのだ。

ここで現代医療が輸血をしたがるパターンをいくつか挙げよう。

・交通事故や大量出血などで貧血をともなう場合
・末期ガンなどで慢性貧血をともなう場合
・単なる貧血症状の場合
・抗ガン剤や白血病の化学療法などで貧血や血小板減少を伴う場合
・肝硬変や末期ガンなどでタンパク質（アルブミン）の低下が認められる場合
・感染症や免疫低下などで血液製剤（γグロブリン剤）を入れようとする場合
・劇症肝炎や難病に用いられる血漿交換
・手術による出血

ではいったい、これらの事例のどこに問題があり、どこに嘘が入り込んでいるのだろう？

◎血液学の多種にわたる洗脳

まずは、「輸血が必要であり」「輸血は安全性が増してきており」「赤い血がないと死ぬ」というまことしやかな言説が、刷り込まれた嘘であるということから考えねばならない。

そもそも私は事故や手術に際して大量に失血した場合、何もする必要がないといっているわけではない。現在行なわれている手術の大部分は無駄だと考えているが、それでも拙著『医学不要論』でも述べたとおり、すべての手術を根こそぎ否定しているわけではない。

第一に必要なのは、患者の出血を止め、当人の組織の液体量と電解質ミネラル濃度を元通りにすること、これは治療の原則として当たり前のことだ。そしてそれができるのは現代では西洋救急医学であり、この外傷などに対する治療こそ西洋医学の真骨頂である。

もともと西洋医学は戦場医学から発展したものであり、救急時の生命危険に対してこそ効果を発揮する。その際に、動物ではカントンの犬（第8章参照）、人間の場合でもイングルウッド病院などですでに万単位の症例があるように（第6章参照）、「輸血はまったく必要ない」ということなのだ。

こんなことを言うと、「この世界には輸血をして助かっている患者がたくさんいるだろう？」という反論がかえってくるはずだ。

それは赤い血＝赤血球を補充しているから助かるのではない。**輸血製剤は違う意味で非常に質の良い、人体にとって適正な濃度に調整されたミネラル液であり、助かっている（ようにみ**

える）という事実の裏には、輸血という行為によって水分が補給され、電解質ミネラルの濃度が適性に回復しているという事実がある。

つまり、輸血液は人から採取した液体であるから、人間にとってちょうどいい濃度でカリウムやナトリウムやマグネシウムやカルシウム、微量元素が含まれている「適正な電解質バランス液」である。これはミネラル液という一面においては生理食塩水やリンゲル液よりも優れている。それゆえ、何もしないで放置されるよりは輸血したほうが人は救われる「ことがある」というのは事実なのだ。

◎猛暑の砂漠で水がなくなったら…

このときに気をつけなければならないのは、「輸血でなければ人は助からない」「輸血したからこそ助かっている」というのは血液のメカニズムを隠した巧妙な嘘なのだ。

これはたとえ話にしてみると、わかりやすくなる。

猛暑の砂漠で水がなくなり、脱水症状を呈して死にそうな人がいるときに、砂糖と甘味料たっぷりのコーラの自動販売機があったとする。だれがどう考えても、そのときは間違いなくそれを飲んだほうが脱水は補正されて命は助かりやすい。ここでコーラは体に悪いからやめておくべきなどという人はいない。

砂糖も甘味料も非常に体に悪いものだが、事態は緊急であるうえ、一回限りのことですぐに命に危険があるものではない。

そのときに選択肢があるとすれば、コーラなどより、電解質が人体に近いうえで糖分は少なめで甘味料も入っていないもののほうがいいに決まっている。現代医学における輸血とは、ここでいう、非常に質の悪い飲み物であるコーラなのだ。

そして、現代医学はこういう状況において、人間を救う手段は自分たちの売りたいコーラしかないように見せかけて、われわれを騙している。

本当はコーラなどよりはるかに命を救うに適した飲み物があるのに、われわれは脱水症状を救うのはコーラだけだと思い込まされている。そして、さらに残念ながら、輸血製剤のリスクは糖分や人工甘味料の比ではない。

◎「酸素が欠乏する」という輸血を受けさせるための洗脳

理科の基本的な知識があれば、「赤血球は酸素の運搬に必要ではないか？」「酸素が体内に行き渡らなければ死んでしまうではないか？」という疑問も出てくるだろう。

しかし、これもまた西洋医学の洗脳であるといってもよい。これへの回答は前述した救急時に血が薄いほうが救命率が高いのではないか、という仮説にもつながる。

海外ではすでにその研究がすすんでいるが、人間は失血すると、それに対してきちんとした代償反応が働くのである。そのためにはまず体液（血液ではない）の維持が行なわれなければならない。その体液がなければ、さすがに血圧は下がってしまい血液を送り出せなくなる。

つまり、**体液さえ維持されていれば、赤血球量が低下していても問題はない。人体は希釈された血液のほうが毛細血管の中を流れやすくなる**からだ。特にこれは非常時において代償行為として如実になる。

失血したときの人体の代償反応には特筆すべきものがあり、たとえば残っている赤血球がたとえ半分だとしても、酸素の運搬は通常の約75％まで行なわれるとの研究がある。さらに安静にしている患者は活用できる体内の酸素のうち、1／3〜1／4程度しか用いていないというレポートもある。

さらにいえば緊急手術時は麻酔などで酸素投与もされるので、より多くの酸素を体に供給できる。逆に全身麻酔をしているときは、体の必要酸素量も減少する。

たとえば、もう20年以上前の症例だが、イギリスではある婦人のヘモグロビン値が1・8（正常の1／8程度）まで落ちていたが、輸血をせず酸素投与と細胞外輸液によって回復させている。このほかにも回復例が多数存在する。

じつは人体は、血液が失われた際に、それに対応する機序（メカニズム）をもともと備えているのだ。しかし、人間は勝手な都合や推測で、それを黙殺し、ひたすらに輸血に頼っているにすぎない。

これと血栓症のリスクと輸血製剤の多大なリスク（これは後述する）を考慮すれば、血を入れる必要はなく、むしろマイナスですらあるという考え方が成り立つ。

◎血液は指紋と同じくすべて異なっている！

もう一つの誤りが「血液型」である。

多くの人は（それが医師であれ）、血液型を一致させ交差試験をすれば安全である、というふうに勘違いしているが、これも刷り込みである。

世界でも多くの血液学者が述べているが、血液はこのような血液型ごときで区別できるものではない。「Ｋｅｌｌ式」「Ｄｕｆｆｙ式」「Ｓｓ式」「Ｄｉｅｇｏ式」「Ｖｅｌ式」「Ｐ式」……と血液には少なくとも十数種の分類法があるが、それらについてもまったく同じだ。

ごく簡単にいえば、人それぞれの血液はまさに指紋と同じくそれぞれすべて異なっている。

人間は他人の血液中の異種タンパク質に対し、抗体を形成し、溶血、血液凝集その他の副作用を呈する。人間の血液タンパク質は各人の顔や指紋が違っているのと同じように違っているものなのだ。１９８４年のノーベル生理学・医学賞を受賞したデンマークの免疫学者ニールス・

ヤーネは輸血否定者であり、「人の血液は指紋のようなものである。２種類の血液がそっくり同じであるということはない」と語っている。

じつは肉親から輸血するほうが他人から輸血するよりリスクが高いこともわかっている。同じ血液型の血液を使用するとはいえ、遺伝子の異なる他人の血液を投与するわけであるから、投与される側にとっては異物に他ならない。そしてそうであるからこそA、B、O、AB型やRh型をすべてあわせても、生の血であればほとんど必ず何らかの拒絶反応が起こるのだ。

輸血はA、B、O、AB型やRh型をあわせたうえで、さらにその拒絶反応を消すために大量の放射線を浴びせているが、それによって人体損傷のリスクは著しく増す、という構図に気づかねばならない。

そしてそのリスクとベネフィットをはかりにかけた場合、リスクのほうがはるかに大きいということなのだ。

では、これらを前提として輸血製剤のリスクや副作用とはどのようなものなのか、添付文書や世界の〝常識〟を参考に検討しなおしてみることにしよう。

◎欠陥「添付文書」と副作用への無知

厚労省の「輸血・血液製剤のガイドライン」の副作用記載から復習してみよう（「輸血療法の

実施に関する指針」および「血液製剤の使用指針」改訂版、平成24年3月改定）。発行は日本赤十字社の血液事業本部である。

「はじめに」には、こう記されている。

「……輸血副作用・合併症を根絶することはなお困難である。すなわち、輸血による（1）ＧＶＨＤ、（2）急性肺障害、（3）急性肺水腫、（4）敗血症（エルシニア菌）などの重篤な障害、さらに（5）肝炎ウイルスや（6）エイズ・ウイルス（ＨＩＶ）に感染した供血者からの感染、（7）ヒトパルボウイルスや（8）プリオン病（狂牛病の人間版）などが、新たに問題視されるようになってきた。また、不適合輸血による致死的な（9）溶血反応は、まれではあるが発生している」（要約）

と、**堂々と輸血・血液製剤による重大副作用が羅列されている。いずれも致死性があり、そして厚労省も日赤も、「輸血副作用・合併症の根絶は困難」と冒頭**に吐露している。

これ以外にも輸血の副作用は多々存在し、それを防御するため（と思い込まされている）のキーワードが「リンパ球除去」と「放射線照射」である。この放射線照射によってさらなるリスクが介在してくるなど、さまざまな問題がある。重要なテーマとなるため、第3章、第5章で説明することとしよう。ここではそれ以外の主だった副作用について説明を加える。

◎輸血後に生じる危険な免疫反応

厚労省の「輸血・血液製剤のガイドライン」の副作用記載の二つ目に挙げられている「輸血関連急性肺障害」(TRALI)は、1990年代初頭に初めて報告された、輸血後に生じる危険な免疫反応だ。

この障害によって毎年数百人もの人が亡くなっていることが確認されているが、症状に気づかない医療関係者も多いと指摘されている。またこのような免疫反応が生じる理由はまだはっきりとはわかっていない。

イギリスの科学雑誌「ニュー・サイエンティスト」誌の報道では、この障害を引き起こす血液は、「主に、輸血を何度も受けたことのある人など、過去にさまざまなタイプの血液にさらされた人から取られたもののようだ」としている。これは近親者の輸血がむしろ害を引き起こすことに近く、これも一種の抗原抗体反応という点で理解できる。米国および英国では、輸血関連急性肺障害が輸血による死因の上位に入っているのが現実だ。

◎未知なる病気を作り出す

輸血用の血液の中に未知のウイルスが入っている可能性については指摘されてきたが、海外ではそれらのウイルスが白血病、リンパ腫、認知症などを発症することが懸念されている。

ハロルド・Ｔ・メリーマン博士は、「潜伏期が多年にわたる伝染性のウイルスと輸血の関係を明らかにするのは難しく、そうしたウイルスを検出するのはもっと難しい。ＨＴＬＶ（ヒトＴ細胞白血病ウイルス）のグループは、そうしたウイルスのうち、表面に出てきた最初の例にすぎない」としているが、まったく正しい指摘であると思う。

またアメリカの大統領委員会は、輸血に混入している成人Ｔ細胞白血病リンパ腫などのウイルスが、神経学的な由々しい病気の原因である可能性について述べている。つまり関係なさそうな白血病の一部さえ、輸血による感染が原因ではないかと言っているのだ。

◎免疫を低下させる

また感染リスクとは別の重要な問題がある。人体において免疫機構が重大な仕事をしており、それは感染症と闘うだけでなく悪性（ガンなど）の細胞を検出し破壊することはご存じのとおりだが、輸血はこれにも悪影響を与える。

はっきりいってしまえば**輸血をすることで免疫力は下がり、発ガン率が著しく増す**ことになる。ここでは次の２つの報告を紹介しよう。

雑誌「Cancer」はオランダで行なわれたある研究の結果を次のように伝えている。

「結腸ガンの患者の場合、輸血は、長い間生き延びることに関してかなりの悪影響を及ぼすことがわかった。このグループの場合、輸血した患者の48％、輸血をしなかった患者の74％が約5年、生き延びた」

つまり輸血をしなかった患者群のほうが経過が良く、長生きしたということだ。これまでの説明を振り返ればそれも当然かもしれないが、このことは免疫とも密接に関連すると推測される。

また南カリフォルニア大学の医師たちは、ガンの手術を受けた１００人の患者に関する追跡調査を行なっている。

「喉頭ガンにかかった人のうち、病気が再発した割合は、輸血を受けなかった患者の場合が14％、輸血を受けた患者の場合が65％であった。口腔、咽頭、鼻もしくは副鼻腔のガンが再発する割合は、無輸血の場合が31％、輸血を受けた場合は71％だった」

これはつまり他人の血による血液製剤は、強力な発ガン物質といっているに等しい。そして、現実問題として、前述したように輸血製剤の多くは末期ガンなどの患者や、手術をされるガン患者に投与されやすい構図となっている。

拙著『医学不要論』や船瀬氏の他書を読めばわかるが、末期ガンであっても回復しないわけではない。しかしそれも途中で輸血をしてしまえば回復率はかなり下がるということが、いくつかの研究によって示されている。

一説によると、**日本では42％以上の割合でガン患者に輸血製剤が使われているらしい。**とすると、**末期ガンだけでなくステージ2やステージ3など末期ガン（いわゆるステージ４）ではないガンでも、輸血されることにより悪化の危険を上昇させながら治療している**ことになる。

どうやら医学の教科書は徹底的なまでにガンを治さないよう仕組まれているということだ。

◎輸血をすることで死亡率と感染症が激増していた

じつは輸血は免疫力を低下させるだけではなく、ほかの疾患までも悪化させるという報告がある。

たとえば「英国手術ジャーナル」誌が掲載した論文によれば、輸血が行なわれるようになる前、胃腸からの出血による死亡率は２・５％にすぎなかった、しかし輸血が習慣的になって以来、大規模な研究の大半は10％の死亡率となった、と報告しているのだ。じつに死亡率が４倍にも跳ね上がっているが、これはなぜか？

輸血製剤という異物が入ってきたことに対する免疫反応、抗凝固剤が混入されていることによって出血しやすくなることなどが理由として挙げられるはずだ。

たとえばＰ・Ｉ・タッター博士は結腸直腸の手術に関する研究で、輸血を受けた患者のうち、25％に感染症が見られたのに対し、輸血を受けなかった患者で感染症が見られたのは、４％であったことを伝えている。また輸血は、手術前、手術中、手術後のいつ行なわれたものであろうと、感染性合併症と関連しており、手術後の感染の危険は、投与された血液の単位数に応じて、徐々に増加したことも報告している。

また別の手術では、股関節置換術に際して輸血を受けた人の23%に感染症が見られたのに対し、輸血を受けなかった人には感染症がまったく見られなかったことを報告している。

◎異物を投与されることで死亡につながる溶血反応

溶血などの免疫反応にもとづく副作用もある。これは不適合な輸血を受けたため、血液の中に抗体ができて、外から入ってきた赤血球を破壊し、それを溶かそうとする反応である。重症であれば2時間から3時間、あるいは2日から3日で死亡する。起きたときの死亡率はかなり高い。

これはGVHDとは似ているようで異なるものであり、放射線を照射した血液であっても起こりうる。注意して血液の適合性を調べたうえで輸血しても、溶血反応の起こる場合があることは通常の血液学会でさえ報告されていることだ。

近年、血液型の組み合せの違いから起こる溶血反応については研究されてきているが、それにもかかわらず溶血反応が起こるのは、個人個人の血液に違いがあるためである。「血液は指紋と同じように、その内容はそれぞれ異なっている」のだから、血液型の分類やより細かな適合を調べたところで、溶血反応は皆無にはならないのだ。

◎ほとんどの副作用はカウント、報告すらされていない

また、米国立衛生研究所（NIH）会議は次のように述べている。

「およそ100件につき1件の割合で、輸血には熱、悪寒、あるいは蕁麻疹がともなう。……赤血球輸血では、およそ6000件に1件の割合で、溶血性輸血反応が生じる。これは深刻な免疫反応で、輸血後急に生じたり、何日か経って現れたりする。その結果、急性腎不全、ショック、血管内凝固、さらには死を招く場合さえある」

はっきり言えばこれも一部にしかすぎないだろう。

ここでは「副作用報告」のデタラメさを指摘しなければならない。現場の医者は厚労省等への副作用報告を怠っても、なんら罰則はない。だから、自分の〝失敗〟を好きこのんでわざわざ監督官庁に報告する医者は皆無に近い。輸血後にいくら悪くなっても、医師はその原因を輸血に求めず、病気の悪化によるものと判断するので、カウントされない。前章で船瀬氏も述べているように、「副作用報告をするのは100人に1人以下」という話もある。

◎現実にはありえない副作用確率

さらに、日赤が作成した血液製剤「医薬品添付文書」のミステリーにも触れておこう。**患者にとって最大関心事の「重大副作用」発現率が一律〝0・1％〟未満となっている。**

これは添付文書の書き方でいえば最低の数字が表記されているということになるのだが、「添付文書」を見た医師や患者は「1000人に1人未満なら大したことはないな」とつい思ってしまう。

しかし、**一律0・1％未満など統計上通常ではありえないことであり、特にこのようなリスクだらけの製剤では考えられない**ことである。

なぜならふつう、副作用発現率を調べる際には、使用される薬品は当然、用法・用量で決まった一定量である。ところが、輸血の場合は用法・用量の規定量がない。200㎖の人もいれば、2000㎖の人もいて、使用量に大きなバラツキがある。これは他の医薬品と違い、輸血製剤特有の特徴だ。医薬品は一般的に使用量が増えれば、副作用発現率が指数関数的に増えていく。

にもかかわらず、血液製剤に関しては、その使用量が違っているのに、一律0・1％未満ということは、まったくおかしな話なのだ。用法・用量が決まっている薬剤ですら、こんなデタラメな副作用発現率は書いていない。私がこの数字を「ありえない」という理由をおわかりい

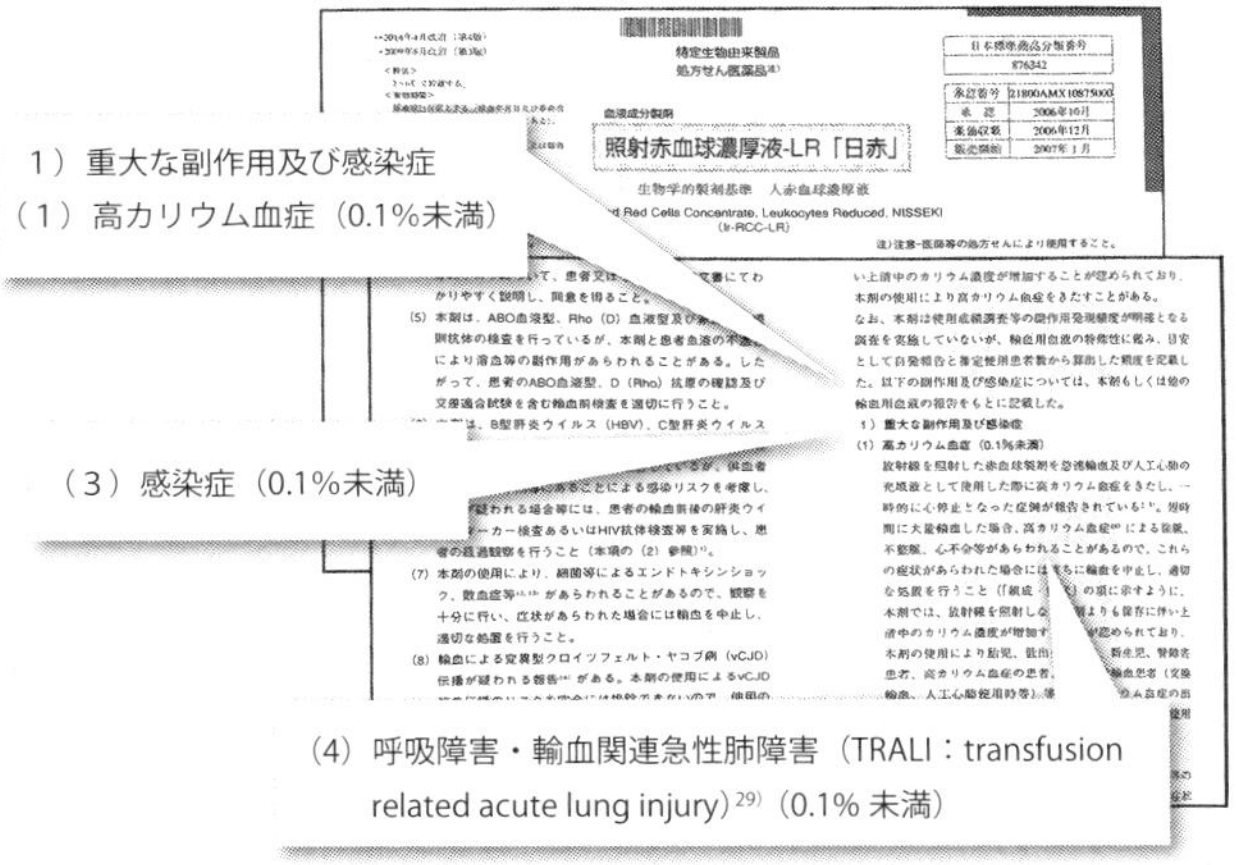

すべての副作用発現率が 0.1% 未満と表記されている「添付文章」

ただけるだろうか。

一律0・1%未満などと堂々と表記されているということは、実際に裏で発生しているおびただしい重大副作用被害を故意に隠蔽していると推測されても仕方ないほどのバカげたことなのだ。

◎血液製剤の多様なリスク

血液製剤には変質を防ぐために化学薬品が混入されている。これもまた問題である。

特に**血液製剤には血液の凝固を防ぐための抗凝固剤が入っているが、実際の輸血は出血しやすい患者に使われることが多いわけで、この抗凝固剤がその出血を助長する**傾向がある。

また血液製剤は空気に触れて酸化しやすい状況となっており、そのうえに強力な酸化作用を持った放射線を照射するのであるから、輸血用の血液自体が「酸化毒」といっても過言ではない。この酸化作用も人体に対して傷害的に作用する。

このようなことはずっと昔から言われ続けてきたことであるが、人々は忘れるのが大得意であるらしい。たとえばホワトラーの医学辞典には、「今までは輸血の益だけが強調されすぎて、その危険性が過少評価されてきた。いま強調されなければならぬことは輸血の危険である」との記載があるが、これは1957年のことだ。にもかかわらず、50年以上が経った今なお、その危険性は無視されたままなのだ。

本当の薬害の実態を赤十字社は意図的に隠してきた。添付文書も抗ガン剤のように毒性の危険を知らせることもなく、すべての副作用発現率を0・1％に統一しているのは前述のとおりだ。彼らは確信犯といっても過言ではない。

第3章 放射線照射で「死にかけ血液」注入

内海聡

◎GVHDを恐れた厚労省〝対策〟の危険性と無意味さ

この章では、GVHD（移植片対宿主病）を予防するための放射線照射の危険性と無意味さについて検討していくことにしよう。

GVHDとは、船瀬氏がわかりやすく解説しているとおり、輸血用血液中に提供者のリンパ球が生き残り、その結果、免疫作用が働いて、輸血された患者さんの生体組織を攻撃、障害するというものである。

具体的には輸血後1～2週間後に発熱と皮膚の紅斑に始まり、肝障害、下痢、下血などが出現し、さらに白血球、赤血球、血小板がともに減少し、敗血症などの重症感染症の発症や大量の出血が起こり、輸血後3～4週で死亡することがある。以前は「術後紅皮症」として手術前後に投与された薬物や感染などが原因とみなされていたが、現在はGVHDとして確定した概念となっている。ちなみに、一度発症すると95％以上は致死的な状態になるといわれている。**GVHDという恐怖に脅かされた厚労省は、それに対処するがために「血液製剤」はリンパ球除去、輸血は平成10年より放射線照射を義務化**した。

生き残ったリンパ球によって免疫作用が働いてしまうため、放射線照射をしてリンパ球を殺すのである。「リンパ球除去フィルター」という装置でリンパ球を取り除くが、それでは足りないというわけである。これによって、GVHDを防ごうとしたわけだ。

ところが、これはまさにその場しのぎの対症療法として行政的に導入されたにすぎず、科学的根拠や真の意味で医学的価値があるかは検討されておらず、パニック状態の人に麻薬を与えて鎮静化させているに等しい所業だろう。それどころか、強力な放射線を浴びせられた血液はさまざまな弊害を引き起こすこともわかってきた。

ではどれくらいの放射線量を照射するのだろうか？

◎「ハンパない」放射線照射

輸血に対して照射されている放射線量は15グレイ（Gy）から50グレイと非常に高線量である。これは日本の医師や放射線技師ならだれでも知っていることだ。米国では医療機関において医師から特定の患者に輸血の処方がなされた場合、その処方に従った製剤に対して血液銀行で24

グレイの照射が行なわれている。

実際、照射放射線線量が5グレイ以上になるとリンパ球の反応増殖性がなくなるという研究報告があり、その報告に基づいて放射線照射は行なわれている。また、照射後1週間以上経過すると赤血球が壊れることが指摘されている。

この放射線量は本当に「ハンパない」線量だということを、人々は気づいているだろうか？

◎3種類の放射線

本書は放射線の専門書ではないので説明はごく簡単になるが、放射線には3種類あり、それぞれ「α線」「β線」「γ線」という。これらはみな透過力や傷害性が違うわけだが、「グレイ」という単位はそこで使われる単位の一つだ。

そしてβ線やγ線では1グレイを1シーベルト（Sv）と、そのままの数値にして換算されることが多い。α線では1グレイを20シーベルトに換算することが多いようだ。ここでは1：1で換算して考えることにすれば、単純にいうと15シーベルトから50シーベルトという線量を受けていることになる。

放射線について少し勉強したことがある方ならわかるだろうが、福島第一原発事故前の日本の放射線許容量基準が年間1ミリシーベルトである。単位は間違っていない。「ミリシーベルト」、つまり1000分の1だ。

つまり血液製剤が浴びている放射線量はその許容量の1万5000倍から5万倍に相当することになる。その線量は福島第一原発の核融合炉の近くで浴びる線量よりも高い。

ちなみに人間が浴びると必ず死ぬとされる線量が6～10シーベルトであるとされ、東海村の原発事故で亡くなられた方の被曝線量も6～10シーベルト程度であると推測されていた。

◎JCO臨界事故で何があったのか？

1999年、東海村JCOで二人の職員が大量の放射線を被曝した。国内初の臨界事故である。被曝したのは大内さんと篠原さんの2名。篠原さんは推定6～10シーベルトの被曝をし、2000年4月27日に亡くなられた。また大内さんは致死量をはるかに超える16～20シーベルトの被曝をした。ここでは等量換算で16～20グレイと考えればよい。

しかし、事故後入院した当初、大内さんは病院ではきわめて元気だった。精神的にも落ち着いており、看護師相手に快活に冗談を言ったりしていた。ラグビーをやっていた彼は70kgを超える体格で、明るい性格の持ち主だった。しかし事故から6日後、医療チームの一人は一枚の顕微鏡写真を見て、愕然としたそうだ。

「無菌治療部の平井久丸のもとに、転院の翌日に採取した大内の骨髄細胞の顕微鏡写真が届けられた。そのなかの一枚を見た平井は目を疑った。写真には顕微鏡で拡大した骨髄細胞の染色体が写っているはずだった。しかし、写っていたのは、ばらばらに散らばった黒い物質だった。平井の見慣れた人間の染色体とはまったく様子が違っていた。

染色体はすべての遺伝情報が集められた、いわば生命の設計図である。通常は23組の染色体がある。１番から22番と女性のＸ、男性のＹとそれぞれ番号が決まっており、順番に並べることができる。しかし、大内の染色体は、どれが何番の染色体なのか、まったくわからず、並べることもできなかった。断ち切られ、別の染色体とくっついているものもあった。染色体がばらばらに破壊されたということは、今後新しい細胞が作られないということを意味していた。被曝した瞬間、大内の体は設計図を失ってしまったのだった」（ＮＨＫ「東海村臨界事故」取材班著『朽ちていった命――被曝治療83日間の記録』新潮文庫）

無残な事態は、予想どおりに進行した。快活な大内さんを異変が襲うことになる。

入院１カ月後には、全身の皮膚は剥がれ落ち、表面は赤黒くなり亀裂が縦横に走った。顔面は異様に腫れ上がり両目は完全に塞がり、回復の兆しは残念ながら見えなかった。医療チームの献身も寄与し科学的に考えられる寿命よりは延長されたが、事故から83日後、12月21日に他界されている。

このＪＣＯ臨界事故は、輸血血液への放射線照射の末路を如実に示している。そして、血液製剤に浴びせられる放射線量は簡単にいうとそれよりもさらに多いことになる。

放射線の被曝作用は、すぐには現れない。患者の体内に入って6日ほどしたころに、染色体は放射線の影響でバラバラにちぎれていく。

つまり**輸血した血液は1週間ほど経ってバラけて死んでいく**。その血液の死骸は他人の血液の異物そのものであり、人体には有害無益でしかない。その結果が多数の輸血後遺症として出現する。各組織や腎臓や肺胞などの末梢血管を詰まらせることもあるだろう。

すなわち、**放射線照射された血液の輸血には、全身の血行障害を引き起こし、多臓器不全を引き起こすリスクが潜んでいる。**

血液学の教科書においては、「放射線照射血液の輸血後の長期的な影響、つまり突然変異による発ガンの問題や危険性は低い」などと記載されているが、じつはこれもまた詐欺なのだ。

15グレイから50グレイの照射線量を浴びた生物が生き延びることはできない。

しかし、ここでの問題はそれがすぐに死に結びつくわけではないという点である。つまり、**放射線照射された血液製剤とは「1週間後には必ず全部死んでしまうようなズタボロ血球製剤」**なのだ。みなさんはこんなものを体内に入れたいと思うだろうか？

◎乳ガン患者に3週間で浴びせる量を、一瞬で血液に

厚労省のガイドラインでは「新鮮血は輸血直前に、15～50グレイの放射線を当てて、リンパ球を殺す」よう指示している。これは、乳ガン患者が放射線治療を受けるときの数十回の放射線照射の総量にも相当する（乳ガン治療に使用される放射線量は１回当たり１・９～２・０グレイ）。乳ガン患者には、３週間かけて浴びせるその放射線総量を、血液には一瞬で当てる。ガン細胞を徹底的に死滅させるくらい強烈な線量を、血液に当てていることになる。

X線撮影に強い発ガン性があることは、知られている。マンモグラフィーも乳ガンを増やすことがすでに確認されている。肺ガン検診で３年間に６回、胸部レントゲン撮影しただけで、検診を受けなかった組より１・36倍肺ガン死することが疫学的に証明されている（１９９２年、チェコ・リポート）。

この線量でもそうなのだから、これだけ高線量の放射線を浴びた輸血製剤を体に入れれば、第２章にあるようにガン化率が増えるのも当然のことであろう。

◎役立たずの血液

どうしてこのことに医師や学者は気づかないのか？

これはすべて刷り込みと洗脳によるものとしかいえない。私自身、今の医学に否定的な立場になるまでこのようなことを考えたこともなかった。実際に輸血してしまえば、その後のことはうやむやになってしまうので、非常に研究しづらいテーマだという問題もあろう。

しかし、事実というのは常にシンプルなものでもあり、それは医師たちでさえよく知っている。私もよく経験したことだが赤十字などから供給されてくる放射線を浴びせた血液製剤は、輸血してから1週間から2週間くらいすると、すべて体内でヘモグロビン値が元の数字に戻ってしまうのだ。

たとえば、末期ガンの患者さんに対して輸血をすることで、ヘモグロビン値Hbが8から10になったとしても、1~2週間くらいすると、やはり8に戻ってしまう。つまり血液を入れてもすぐに破壊されてしまい代謝されて役に立たなくなっているということだ。だからこそ病院では定期的に輸血することが必要になってくるのだ。

輸血するとヘモグロビン値Hbが上がるのは、濃度測定が血液の色の濃さ（光の透過率）によってヘモグロビン値を推定計測するという仕組みのためだ。極端にいえば、血液中に墨など他の色素を入れても透明度は下がる。装置は、それをヘモグロビン濃度と錯覚する。

しかし輸血をした場合はたしかに見せかけ上は濃い血液になる（＝濃度は上がる）が、その血液はじつは働いているわけでもない、というのも大事な視点である。これは単に測定器の測定原理上で見せかけの数値が上がっているにすぎないのだ。輸血しても現実のヘモグロビン値Hbが上がっているのでも何でもなかったのである。

放射線を大量に浴びた血がどれくらい働けると思うか、それは子どもが考えたほうがわかりやすいことである。

◎人体は有害な異物処理に追われる

また破壊された血液のその後も問題なのだ。その血液は簡単にいうとゴミのようなもの（老廃物でもいいが）になり、それを処理するのに人体、とくに肝臓は、また苦労することになる。異物を混注されるというのはそういうことだ。このことについては千島学説で知られる千島喜久男博士も同様のことを述べている。

その結果、臓器不全、血栓症、発ガン、感染症の増加、アレルギー反応、溶血、栄養素欠乏などを呈し、身体衰弱を強めることになる。

輸血用の血液に当てているのと同量の約50グレイ放射線照射を各臓器に浴びせた場合、「脳」は、壊死、梗塞を起こし、「脊髄」も壊死、脊髄症を発症する。「喉頭」は軟骨壊死、「心臓」は心嚢膜炎、「胃」は潰瘍、壊死に見舞われる。「肝臓」は肝不全、「腎臓」は腎炎、「膀胱」は萎縮する……。

放射線照射で人体そのものが崩壊していくのに、血液だけはそうならないと考えるのはあまりに都合がよすぎる。

◎照射血液製剤がガン患者に投与されると…

前述のように、現在、日本では年間約120万人が輸血を受けている。

そのうち42%の輸血はガン患者向けであるというのは医療関係者ならだれでもピンとくる数字である。その輸血は、最悪5倍近くもガンを再発させる。そして、輸血しない場合に比べ、5年生存率は約3分の2に縮む。このことは放射線照射をされたことをきちんと考慮すれば、至極当たり前のことではないだろうか？

医者は当たり前のように輸血しながら手術をするが、輸血措置がガンを再発させたり進行させることなど、まったく知らないし、知らされていない。事実、私もいままでさっぱり知らなかったのだから。

ガン手術などで盛んに、当たり前のように行なわれている輸血。それはガン再発、増殖、転移を加速させているマッチポンプな治療なのだ。それは他人の血液であることと放射線照射をすることによって生じているが、患者どころか、ほとんどの医者も事実を知らない。無知が悲劇を拡大再生産している現実がある。

第4章　輸血がガンを作っていた

船瀬俊介

◎輸血液は明らかな〝発ガン剤〟

「輸血を受けた人はガンになりやすい」

安達洋祐医師（久留米大学准教授）の研究報告だ（『エビデンスで知るがんと死亡のリスク』中外医学社）。

そこで、彼は明快に断言している。

「輸血を受けるとガンや死亡が増え、ガン患者は輸血を受けると再発や死亡が増えます」

つまり、輸血の重大副作用は「発ガン」と「再発」。つまり、輸血は明らかに〝発ガン〟療法なのだ。輸血液は猛烈な〝発ガン剤〟だった……。

ほとんどの人は耳を疑うだろう。

インフォームド・コンセントという言葉がある。「事前説明」という医学用語だ。医者は患者に治療を施す前に、その内容を説明し同意を得なければならない。医療法1条に明記されている。それは道義的ではなく法的義務なのだ。

輸血や血液製剤を投与されるとき、医師は患者から「同意書」を得ることが義務付けられている。そのとき説明義務として、起こり得る副作用などについても説明しなければならない。

しかし、**輸血の同意を得るとき――「発ガン」「ガン再発」の危険があります――と説明している医者は、恐らく一人もいない**だろう。

前章で内海氏も述べているとおり、彼らは無責任というより無知なのだ。

◎甲状腺ガン1・8倍、リンパ腫1・7倍

安達医師の報告は具体的だ。

「デンマークの研究では、輸血を受けた人は、ガンになる頻度が1・5倍と高い。食道ガン、肝臓ガン、肺ガン、膀胱ガン、皮膚ガンになる頻度がとくに高い。日本の研究では、輸血を受けた女性は、甲状腺ガンになる頻度が1・8倍と高い。アメリカの研究では、輸血を受けた患者はリンパ腫瘍が1・7倍発症する」（前著、要約）

輸血で、どうして発ガンするのか？

「輸血は、もっとも頻繁に行なわれている臓器移植」だからだ。

たとえば、骨髄移植や幹細胞移植を受けた人もガンになりやすい。米国のリポートでは幹細胞移植を受けると、発ガン危険度が8・1倍に跳ねあがる。黒色腫や脳腫瘍は2・8倍。白血病やリンパ腫リスクは15倍から300倍。移植手術による発ガン作用には慄然とする。

「リンパ腫になった人は、血液ガンになる頻度が5・4倍とかなり高く、固形ガンになる頻度も1・7倍と高い」（安達医師）

臓器移植は、患者の免疫力を低下させる。それは輸血もまったく同じ。移植された〝臓器〟を免疫細胞が攻撃したら、生着（移植された臓器が本来の機能を果たし始めること）しない。だから、免疫力を低下させて〝折り合い〟をつける。臓器移植なら、間違いなく免疫抑制剤を投与する。これらなくして、臓器移植はありえない。

結果として患者の免疫力は低下する。当然、ガン細胞への免疫力も衰える。ガンが勢いを得て増殖するのは、当然だ。

◎三十数年前の発見「輸血の免疫抑制でガンが増殖」

「輸血は免疫力を抑制する！」

重大事実を発見したのは八木田旭邦医師だ（元・近畿大教授、医学博士）。

それは1980年までさかのぼる。きっかけは、臓器移植だった。

「輸血したほうが、生着率が高い」

在米の知人医師がコンピュータ解析した結果に着目した。500例にのぼる腎臓移植の症例論文が「生着率の高さ」を証明していた。論文の主は、日系2世のポール・テラサキ博士。世界移植学会会長を23年も務めた重鎮。若き八木田医師は、ロスで開催された国際会議でテラサキ博士の講演を聞き、衝撃を受ける。

「腎臓移植のさい、輸血をすると生着率が高まるのは、輸血によって免疫抑制作用が起こるからに他なりません。それは、従来のガン治療の常識を根底から覆すものであり、ガン治療の現場に一大改革が起こる予感を感じさせるに十分な報告でした」（『ガン細胞が消えた』二見書房）

臓器移植する患者には免疫抑制剤が不可欠。そうしないと移植臓器が生着しない。患者の免疫細胞が他人の臓器を拒否し攻撃を仕掛けるからだ。

「輸血すると生着率が高い」

それは輸血が免疫抑制の作用をしたからだ。

ガン患者に輸血をする。免疫抑制作用が起こる。すると、ガンはその隙をついて増殖する。

「こうした仮説が成り立つとすれば、手術のさいに輸血をするほど危険なことはありません」

（八木田医師）

今から34年も前、「輸血がガンを増殖させる」ことに気づいた医師がいたのだ。

「すべては国際会議でのテラサキの講演に端を発していました。そして、それはたぶん九分九厘正しいだろうという確信に近いものがありました」

◎「輸血しないでガン手術をする」

国際会議から帰国した彼は、ひとつの決心をする。

「輸血をしない手術をしてみよう！」

八木田医師が考えたガン手術法は、当時の常識からは、かけ離れたものだった。

まず、血管を剥離しておく。次に、血管を縛る。切断し出血させないためだ。そうしてから、ガン腫瘍を摘出する。

「血管を剥離せずに手術すると、切れた血管が埋没し、出血している血管が見えなくなり、視野が狭くなり、余計に時間がかかる」。当然、出血量も多くなる。

「それよりも、一見、手間がかかるようですが、最初に血管を処理してしまえば、摘出手術はスムーズに進みます。出血量も少なくてすむので、輸血する必要もありません」（前著）

日本での無輸血手術の走りといえる。

「輸血しないで手術するぞ！」

彼は大学医局で、同僚医師にもちかけた。しかし、反応は冷ややかだった。当時の常識では、とても通用する発想ではなかった。教授は言下に否定した。

「貧血を補正して手術しなければ合併症が出る。防ぐためには輸血するしかない」

彼はひるまず「輸血は明らかに間違いです！」と主張した。教授と真っ向から対立。それは大学医局ではタブーだった。

「なんだ、こいつは？」

異端児あつかいされ、3カ月も手術メンバーから外され、冷や飯を食わされた。

◎輸血患者と無輸血患者を比較

干された3カ月。若き八木田医師は、めげなかった。

その期間を利用して、研究に没頭した。目的は「輸血が免疫抑制作用を招く」「ガンの増殖を促す」ことの証明である。彼にとってはじつに充実した毎日だった。

教授は、その姿を見て唖然とした。さぞかし、気落ちしているだろう、と思ったら嬉々として実験にのめりこんでいる！　こいつは、干しても効き目のない奴だ。

諦め顔で、教授はこう告げた。

「手術は、おまえの理念でやっていい。ただし、それで合併症を起こしたら許さんぞ」

八木田医師の手記のこのくだりには、微笑んでしまう。人情派の教授に恵まれた彼は、幸運だった。

こうして、たった一人の研究が始まった。彼一人が担当した患者の症例しかデータが集まらなかったため、論文をまとめるまでに3年以上を要した。

しかし、結果は自明だった。輸血しなかった患者と、輸血した患者では、明らかな相違が見られたのだ。

「考えが正しかったことが立証された！」と心が躍った。

「ようやく、これでガンの患者さんを救う一つの突破口が見つかった」

◎血液と血液が喧嘩する

八木田医師を無輸血手術に向かわせた動機は、もう一つある。

彼は１９８７年から90年にかけて、一つの研究グループに参加していた。

厚生省（当時）の「血液製剤・副作用研究班」メンバーとして、その調査結果にショックを受ける。それは、まざまざと輸血の危険性を示していた。

研究班の対象は「心臓外科」と「肝臓外科」の2領域だった。どちらの手術も大量出血するので、輸血が不可欠だった。よって、手術と併行して血液型にあわせて他人の新鮮血を注入する。そこで、患者の容体は恐ろしい事態に直面する。

「他人の新鮮血を入れると、ＧＶＨＤ（移植片対宿主病）が出ます（第1章参照）。Ｇはグラフト（移植）、Ｖはヴァーサス（態）、Ｈはホスト（宿主）、Ｄはディジーズ（病気・反応）という意味です」「ＧＶＨＤというのは、新鮮血のなかのリンパ球が増殖して、宿主（輸血を受けた人）のリンパ球や細胞内皮系（免疫系の細胞）を攻撃したときに起こる症状」（八木田医師）

つまり、患者に輸血した血液中の免疫細胞（リンパ球）が、患者の免疫系を攻撃する。早くいえば、血液と血液が〝喧嘩する〟のだ。

ＧＶＨＤはどうして起こるのか？どのくらいの頻度で起こるのか？……八木田医師は、それを調査する「輸血・副作用研究班」に属していた。しかし、与えられた研究テーマは、ＧＶＨＤ関連ではなく、「免疫抑制副作用」と「ガン患者の予後不良」だった。

◎5年生存率に2倍近い開きが生じていた

この厚生省研究班での調査で、輸血がガン患者にガンを再発させる危険があることが立証された。

「他人の血液を入れるとガンは増殖する。それは免疫抑制が起こるからだ」（八木田医師）

対象は大腸ガン手術を受けた患者48人（１９８２〜88年）。

うち（Ａ）輸血を受けた患者21人。（Ｂ）受けなかった患者27人。それぞれの2年生存率と

5年生存率を比較した。

その差は、歴然だ。

▼2年生存率：（A）輸血グループの2年生存率は70％。これに対して、（B）非輸血グループは100％だった。つまり輸血グループは3割の人が死亡。一方、非輸血の患者は全員2年生き延びた。

▼5年生存率：（A）輸血グループは50％。（B）非輸血グループは90％と2倍近い大差がついた。輸血したガン患者は二人に一人が5年以内に死んだ。輸血を受けなかったガン患者は9割が5年以上生き延びたことになる。

輸血をしたガン患者は、平均で2年生存率が3割減、5年生存率が5割減となる。

◎証明された免疫力低下

輸血をすると免疫力が低下する。それは動物実験でも確認されている。

マウスに腫瘍を移植した実験がある。それは血液型（ヒトＨＬＡ）が一定の特殊マウスだ。

10匹ずつ、（1）（2）（3）の3グループに分ける。

（1）生理食塩水を注射する。
（2）ＨＬＡが違う雑種マウス血液を輸血。
（3）ＨＬＡが同じマウスの血を輸血する。

輸血後2週間目、（2）のマウスの腫瘍面積は、明らかに（1）（3）より拡大していった。3週間目には、その腫瘍の大きさは、より明確となっていった。

ヒトの臨床実験でも、動物実験でも、輸血はガン腫瘍を増殖させ、予後を悪くさせることが立証された。

「輸血は免疫を抑制し、腫瘍を増殖させることがわかりました」（八木田医師）

かくして、輸血を受けたガン患者は、今度はガンの再発で命を落とすのである。

◎輸血するとガン再発4・6倍に

輸血するほどガンにかかりやすくなる。ガン患者なら再発リスクが高まる。

血液中のリンパ球はガン細胞等を攻撃する免疫細胞だ。

なかでも直接攻撃するＮＫ細胞（ナチュラル・キラー細胞）が有名だ。輸血したマウスと、輸血しないマウスで、ＮＫ活性（ＮＫ細胞の活性度）を測定したデータがある。なんと、輸血しないマウスのＮＫ活性は、輸血マウスの4～5倍も認められた。言い換えると輸血マウスはガンと闘う力が４分の１から５分の１に激減する。つまり輸血すると４～５倍ガンにかかりやすくなる。

それは、ヒトでも同じだ。南カリフォルニア大の報告はショッキング。

「喉頭ガンが再発した患者は『輸血を受けなかった人』14％、『輸血を受けた人』65％と４・６倍もの大差がついている」「口腔ガンなどの再発率は輸血グループは71％、輸血なし31％と、やはり２・３倍の開きだ」

ガンが再発すれば死期が早まる。

オランダの研究で、結腸ガン患者５年生存率を比較したものがある（オランダ「ガン」１９８７年２月５日）。

「５年生き延びたのは輸血群48％。無輸血群74％。生存率１・54倍の大差がついた」

◎輸血患者群の生存率は無輸血群と比較して４割

同様の報告は日本にもある。

京都府立医科大の臨床論文だ（「日消外会誌」１９９１年）

「輸血量の多い症例ほど生存率は不良であった」

「一九七三年、Ｏｐｅｌｚらが、腎移植に及ぼす輸血の影響について報告して以来、輸血の免疫抑制効果がにわかに注目されてきた。最近、欧米のみならず、わが国においてもガン患者の術後生存率は輸血例が低率である、との報告が散見されるようになってきた」（同論文、「はじめに」より）

以下は、胃ガン患者の生存率を「輸血」「無輸血」等で比較したものだ。

「胃ガン４２２例を周手術期（術前・術中・術後）に輸血を行なわなかったＡ『無輸血群』（２２６例）、Ｂ『少輸血群』１０００mℓ未満（１０５例）、Ｃ『多輸血群』１０００mℓ以上（91例）の３群に分けて、輸血が胃ガン生存率に及ぼす影響を検討した」（同論文、要約）

その結果、５年生存率はＡ：80・５％、Ｂ：46・４％、Ｃ：32・６％。輸血したガン患者のほうが生存率は激減した。

１０００mℓ未満のＢ「少輸血」でも、生存率はほぼ半減。Ｃ「多輸血」群の生存率は、Ａ「無輸血」群のたった４割だ。

他者からの輸血が、ガン患者の免疫を抑制したため、ガン再発などが加速され、「輸血」群は生命を落としたのだ。

同論文の結論はこうだ。

「輸血量の多かった症例は予後不良因子が、より多く含まれていた」「輸血が生存率を低下させている可能性が大」「ガン手術の輸血は十分配慮すべきであることを強調したい」（要約）

同様の研究を防衛医科大学校でも実施している。

やはり「大量輸血群（69例）の生存率は、無輸血群（１４４例）に比べて有為に低かった」。

そして、「輸血が（胃ガン）切除後の予後を悪くする可能性」を指摘している。

「悪性腫瘍に対する切除の前後に輸血を受けた患者では、輸血を受けなかった群に比べ、予後が不良であるという結果が、大腸ガン、乳ガン、肺ガン、腎ガンなどで示されている」（同論文）

あなたや家族がガン治療で、手術を受けるとする。

そのとき、輸血は断固拒否しなければならない。ガン三大療法、「抗ガン剤」「放射線」「手術」はいずれも患者の免疫力を殺《そ》ぎ、ガンを増殖させる。三大療法の正体は〝発ガン療法〟なのだ。

しかし、そこにもう一つ「輸血」を加えなければならない。

厚労省は、年間ガン死者を36万人と公表している。しかし、その80％の29万人はガンではなく、ガン治療で殺されているのだ。その重大要因の一つが輸血だったのである。この驚愕の事実に、ほとんどの日本人は気づきもしない。

◎腫瘍の増殖・転移を促進する

輸血は、ガン患者の死亡率を悪化させるのと同時に、ガン転移も加速させる。

動物実験では「輸血が腫瘍の増殖や転移を促進する」と警告されている。

▼「輸血によりラットの皮下に接種した肉腫の発育が促進され、リンパ球の反応性が低下し、血漿のリンパ球抑制活性が亢進した」（1981年、フランシス）

▼「輸血によりマウスの腫瘍の肺への転移が促進された」（1987年、クラーク）

▼「輸血をするとラットの腫瘍が肺に転移することを確認」（1987年、サイら）

以上は、異系統間の輸血によるガン転移の報告だ。しかし、同系統マウスからの輸血でも、ガン転移は確認されている。

▼「同系統マウスから採取し、一定期間冷蔵保存された血液中の血球成分が肺ガンの肺転移形成を促進することを観察した」（1991年、市倉ら）

このように、輸血の「免疫抑制」作用に関する研究も多数存在する。

そこでは「抗原刺激に対するリンパ球の反応性の低下」「NK細胞活性の低下」などが指摘されている。

「輸血が悪性腫瘍切除後の予後を悪くする機序（メカニズム）の説明には、多方面からのアプローチが必要であろう」「近年、自己血輸血が行なわれることもあるが、われわれの動物実験から、たとえ自己血液であっても、長期保存した後、輸血すると腫瘍転移を促進する可能性がある」（市倉他論文、前出要約）

ガン手術などで、当たり前のように行なわれている輸血。それこそ、猛烈なガン再発、増殖、転移を加速させているのだ。

つまり、結論はこうだ。

――輸血は拒否せよ！

第5章　血液製剤と感染症で、病院は荒稼ぎ

内海聡

◎血液はダイヤほど儲かる

医学界には〝ブラッド・ダイヤモンド〟なる隠語がある。「血液はダイヤほど儲かる」という意味である。

そして、その背景には、血液原料には事欠かないという事実がある。**人々の善意を刺激して献血をかき集め、貧しい第三世界では売血でタダ同然で大量に買い集めることができるから、もともとの「原料原価」は限りなく安い。**

それを大きなプールに集めて血液製剤などの原料にするのが日赤の仕事である。

文字どおり「真っ赤な血のプール」が存在して、そこにはだれから採ったかわからない何千、何万人分もの血液が混ぜられ、プールで〝加工〟されている。特定の成分を抽出したら、それを「血液製剤」という医薬品に化けさせる。

薬価1g700万円という血液製剤も存在し、それらは莫大な利益を生み出す。

こうした血液製剤を売ることで儲け、さらに輸血することによって医療利権が金を稼げる構図が存在する。その結果が輸血とそれにともなう感染症であるといえよう。

そして、日本は医療利権にとって〝稼ぐ〟ための草刈り場になっている。**世界の中で血液製剤をもっとも多く消費している国、それが日本なのだ。**

◎薬害肝炎、薬害エイズの悲劇

みなさんがニュースなどでも目にしたことがある肝炎やエイズだが、なかでもC型肝炎問題は血液製剤で被害者が数万人も発症した巨大薬害事件である。

この問題は、病院出産のときに、入院患者に知らせないまま、〝止血のため〟に血液製剤「フィブリノゲン」を打ったことで、C型肝炎ウイルス（HCV）に感染したというのが概要である。被害を受けた女性たちは国とメーカー、旧ミドリ十字（現・田辺三菱製薬）に損害賠償を求めて裁判を起こしている。

感染すると被害者の多くは慢性肝炎を発症する。さらに発症した慢性肝炎は、10～40年後に肝硬変や肝臓ガンに移行する。肝臓ガンを発症して死亡する犠牲者は、年間約3万人という。

そして、「肝臓ガンの8割はC型肝炎が原因」と断言する専門家もいる。事実、勤務医時代に消化器内科だった私の経験からいっても、この数字がそれほど大きく違ってはいないと感じる。

同一薬剤でこれだけの被害が出て、現場から再三にわたって危険性と感染報告・警告されていたのにもかかわらず、製品の発売中止、自主回収までに23年かかっている。

薬害エイズ事件などは再三再四警告されており、問題となった血液製剤は病院で独自に使用しないで自衛するというほど現場では感染の危険性が認識されていたにもかかわらず、結局は、血友病患者の４割が感染し、二次被害が出ている。患者が団結して怒り出すまで厚生省は放置していたのだ。これは典型的に行政機関や司法の闇が作り出した薬害である。

こうした体質は、今もまったく変わっていない。いかに国が国民の人命などより製薬会社の利益を優先するかがわかる。

◎効果のないものを投与されていた大きな〝皮肉〟

ここには、もう一つ大きな〝皮肉〟が存在する。「フィブリノゲン」には止血効果は一切ないのである。C型肝炎訴訟の弁護団などによると、そもそも「フィブリノゲン」自体に止血作用がなかったにもかかわらず、まともな臨床試験も行なわず、国がこれを認可したというのである。

ニセ薬を国が認めて承認していたのは決して偶然ではない。というより、血液製剤のほとんどは有害無益のニセ薬といっても過言ではない。

原告団の弁護士は、こう告発している。

「製剤は、C型肝炎ウイルスの感染率の高い売血を原料として数万人もの血液をプールに集めて作られるため、ウイルスの混入が避けられない」

他の血液製剤も同様だが、それが、1g数万～数百万円の〝ブラッド・ダイヤモンド〟に化けているということだ。

血清肝炎については、たとえば1971年のアメリカの報告によると「輸血によって血清肝炎にかかるものが年間3万人、そのうち3000人ほどが死亡。潜在性のものを含めると年間10万人が輸血による血清肝炎にかかっているものと推定される」とある。

血液製剤は何万人もの売血を原料にするから、たった一人キャリア患者の血液が混じっただけで全部の製品がダメになる。実際にそうして肝炎や薬害エイズが拡大を続けてきた。

◎危険すぎる、検査素通り期間「ウインドウ・ピリオド」

肝炎であったりエイズであったり梅毒であったり、日本でなじみの薄いものとしてはマラリアであったりBSEであったり、輸血で生じてきた感染症は多数存在する。ほかにも未知の感染症や変化した感染症が無数に存在する。

こうした事態を招いてしまうのは、輸血における検査の在り方に問題がある。

一つは、感染症はいくつもあり、それらすべてを検査でカバーできないということである。すべての感染症を網羅するような検査は今のところ存在しない。

もう一つは検査できる感染症であっても見逃してしまう可能性があるという点だ。

感染症にかかった血液であっても、現在の抗体検査では感染から約22日間は検査で見つけることができないのだ。

「検査で抗体が検知できるまでに免疫系が抗体を作りだすには2〜8週間かかる。その期間を〝ウインドウ・ピリオド〟と呼ぶ」（米国疾病予防管理センター：ＣＤＣ）

いわゆる〝ウイルス潜伏期間〟。まれには6カ月かかることもあるという。

◎永遠のいたちごっこ

人類は輸血感染症を解決する術を今のところ持っていない。

たとえば朝鮮戦争で血漿を輸注された人のほぼ22％が肝炎にかかったが、その割合は第二次世界大戦中に比べて約3倍である。１９７０年代になると米国疾病予防管理センターは、輸血にともなう肝炎で毎年推定３５００人が死亡していると発表している。

近年、B型、C型などの感染はさすがに減少しているが、肝炎はA、B、CだけでなくD型やE型など含めて多種にわたることがわかってきている。つまり〝いたち〟ごっこであるといえる。

最初はA型肝炎やB型肝炎が問題になったが、それが検査できるようになると人類はすぐに油断してしまった。その結果、生み出された輸血感染がみなさんご存じのC型肝炎（当時は「非A非B型肝炎」と呼ばれた）である。

このウイルスの出現によって、イスラエル、イタリア、日本、スペイン、スウェーデン、米国を含め、輸血を受けた人の8～17％がこの肝炎にかかったといわれている。

しかしそれで終わりではない。ニューヨーク・タイムズ紙も1990年の段階で述べている。「専門家たちは、ほかにも肝炎の原因となるウイルスがあることを確信している。もしそれが発見されれば、E型肝炎といった類の名がどんどんつけられるであろう」

そして今、まさにそのとおりに、A～GやTTなどの新しい肝炎ウイルスがすでに判明している。まさにいたちごっこが延々と続けられているのだ。

こうした状況に対して、米国赤十字社のある理事などは、経費の問題を引き合いに出し、「広まってゆく可能性のある感染物質の各々に関して、検査に次ぐ検査を行なうことなどできない」と堂々と述べている。

つまり、いくら検査をしようが、いたちごっこで無駄であることは認めているが、ビジネスをやめるつもりはないということなのだ。

◎毎年約10万人のアメリカ人が輸血による肝炎にかかっている

有名な「タイム」誌は１９８４年の段階で、「毎年約10万人のアメリカ人が輸血による肝炎にかかっており、その主な原因となっているのは消去法によらなければ実体のわからない正体不明のウイルスだ」と述べている。なんと30年も前からわかっていたことなのだ。

「タイム」誌はまた、エイズ（後天性免疫不全症候群）の６５００あまりの症例について報告しているが、その中には「輸血と関連した症例がある。最終的な死亡率は90％ないしそれ以上になると思われるが、犠牲者の半数近くがすでに死亡した」と述べている。

「ＵＳ・ニューズ・アンド・ワールド・リポート」誌は米国で輸血を受けた人のおよそ５％は肝炎になっており、その数は年間17万５０００人にのぼると指摘している。そのうちの約半数は慢性的な保菌者となり、少なくとも５人に１人は肝硬変か肝臓ガンにかかり、毎年約４０００人は死亡するものと推定されている。

このように、どれほどの数の人が輸血による感染で死亡しているのか、はっきりいって世界中のだれにもわからないのが実情なのだ。

「現状は満員の乗客を乗せたDC－10型機が毎日1機墜落する事態に匹敵するかもしれない」と経済学者のロス・エカートは述べている。

これらはすべて〝過失による人災〟でさえない。すべては確信犯的に行なわれており、マッチポンプのために行なわれている。その結果として、今の日本のような感染症蔓延状態になったことはみなさんがご承知のとおりである。

肝炎が蔓延すれば、医療業界は肝炎治療を含めてさらなる儲けを手に入れることができる。現在の肝炎治療の基本はインターフェロンだが、インターフェロンは薬価が非常に高いだけでなく、非常に副作用が大きい。そうすれば、またその副作用に対しての薬を売ることができる。

これらの薬は石油精製物質であり、だからこそ世界で石油を牛耳る一族であるロックフェラー家が、医学の支配体系に深く絡んでいる。こういうことを言うと、「陰謀論者」というレッテルを貼られるわけだが、これは陰謀論でもなんでもなく、観察すればすぐに見つかる〝現実〟でしかない。

◎十分な対応がされなかったエイズの悲劇

エイズの広がりについても肝炎と同様のことがいえるだろう。エイズの原因となっているのはヒト免疫不全ウイルス（ＨＩＶ）であり、血液を介して広がるとされる。

現代のエイズ禍が明るみに出たのは１９８１年ごろだが、専門家たちはその翌年、エイズウイルスが血液製剤を通して伝染する可能性が十分にあることを突き止めた。

しかし、十分な対応がされたかというとまったくそうではない。特に利権が絡んだ血液業界の反応は遅かった。献血者の血液検査はやっと１９８５年に始まったが、そのときもすでに在庫となっている血液製剤に関する検査は実施されなかったとされる。

また、前述の「ウインドウ・ピリオド」の問題はエイズにも厳然として存在する。たとえばあるエイズの感染事故において、このようなケースがある。

関東地方の日赤血液センターで平成11年7月に採血されたとき、抗体検査は陰性だった。血液は、赤血球製剤などに加工されて、8月と9月にそれぞれ別の患者に投与された。そして、余った献血は血漿分画製剤の原料として、日赤の血漿分画センターへ送られ、9月28日、原料として使う前の核酸増幅検査（ＮＡＴ）でようやくＨＩＶに感染していることが判明した。つまり検査で「ＨＩＶ陰性」と出ていたものが、2カ月以上が経過して、ようやくじつは陽性だったことがわかったのだ。

残念ながら、現在の抗体検査では感染から約22日間は検査で見つけられない。核酸増幅検査（ＮＡＴ）は抗原・抗体検査よりウインドウ・ピリオドを短縮できるのは確かだが、やはりゼ口にすることはできない。

だから、輸血液がＨＩＶ検査で「安全」と判定されても、安心できない。

「〝ウインドウ・ピリオド〟にあるＨＩＶは、検出されなくても感染する。実際、この時期は提供者がエイズ感染直後で、輸血すると、概して非常に感染しやすい」（サンフランシスコ・エイズ財団）

◎世界中で輸血を介して広がる感染症

たとえばインドネシアでは、「国内で２５００人もの人がエイズにかかっている」とジャカルタの新聞が伝えている。

フランスでは、１９８２年から１９８５年の間に施された輸血が原因で、６０００人ないし８０００人がＨＩＶに感染したと推定されている。

アフリカ全土におけるＨＩＶ感染の10％、またパキスタンにおけるエイズの症例の40％は輸血が原因であると推測されている。

「ヒト免疫不全ウイルス伝染病に関する大統領委員会」で働いたテリーザ・Ｌ・クレンショー博士の推測によると、米国だけでも毎年およそ２００万件の不必要な輸血が施されており、貯蔵血液を用いた輸血の約半分は回避できたはずのものだと指摘している。

つまり、**行なわれるべきでもない状態にもかかわらず輸血が行なわれ、それがさまざまな感染症を爆発的に広げる原因になっている**のだ。

カナダでは１９８６年から１９８７年にかけて、全人口２５００万人のうち１３０万人が献血者になっている。米国では１９９０年に１２００万ないし１４００万単位の血液が輸血に用いられた、という統計が出ている。

それによっていったい何人の感染者が生み出されたのであろうか。

２００５年4月、チェコ共和国のプラハで開かれた医学会で、米国立衛生研究所のハービー・G・クライン博士は、こう指摘している。

「血液成分を集めて管理する人たちは、輸血による伝染病を防ぐ面で、エイズが登場した初期のころと同じぐらい無防備である」

世界中で、輸血を介して感染症が広がり続けていることがわかる。

しかし、このような血液利権者たち、それを承認する国家機関の行動は怠慢なのではなく、確信犯的に行なわれていると推測したほうがいい。

◎90年代の警告に日本は…

クロイツフェルト・ヤコブ病やプリオン病もまた、血液を通して拡散されてきた〝脅威〟である。

英国政府は90年代に輸出した血液製剤にはヤコブ病発症の恐れがあると警告していた。

２００６年の「北海道新聞」の記事によると、このような輸血製剤の危険性は日本には通達されなかったが、海外には一部通達され、ブラジルとトルコへ輸出された血液製剤の危険性がもっとも高く、トルコ政府は血液製剤を使用した患者の追跡調査をしている。ブルネイ、アラブ首長国連邦、インド、ヨルダン、オマーン、シンガポールの6カ国に輸出された製品も注意が必要と通達された。フランスは問題の血液製剤を10カ国に再輸出したが、その国名を明らかにしていない。

日本でも１９９７年に「日本ヘキスト・マリオン・ルセル株式会社」「ヘキスト薬品工業株式会社」「一般財団法人化学及血清療法研究所」「ミドリ十字」（現・田辺三菱製薬）などが、下記のような通達を各病院に向けて送っている。

「さて、この度『アンスロビンＰ（献血由来）』の原料血にクロイツフェルト・ヤコブ病（ＣＪＤ）と診断された供血者の血漿が含まれていることが、日本赤十字社からの連絡により判明し、厚生省の指導のもと該当製剤ロットにつきましては、回収等のご案内をさせていただきました。（略）以上より現時点では、主治医の先生のご判断により、必要であれば上記事項を当該製剤を投与された患者さんにご説明して頂くことが望ましいと考えております」

「必要であれば」「望ましい」……彼らにとってはまさに他人事なのだ。

◎いつどこでどんなウイルスが入り込むかわからない

厚生省の調査で、85年以来、ＣＪＤと診断された８０６人のうち献血歴のある10人中３人の献血回数と時期が特定され、その血漿から血液製剤が製造されていたことが判明、97年８月、血液製剤の大規模回収が始まった。

回収対象とされたのは３社、６つの製剤５万５７０１本。製造は日赤、日本製薬、化学及血清療法研究所であり、たった３人の血漿にもかかわらず、これだけの量が回収対象になるのは、前述のとおり献血は多人数の血液を一カ所に集めて「プール処理」されるからだ。10月にはさらに一人のＣＪＤキャリアの献血から作られた製剤が出回っていることが判明し、今度は11の製剤、28万４２５４本と４万６５３０包が回収の対象となった。

ちなみにこれは今でもずっと続く問題なのだ。日本でのアルブミンの国内自給率は４分の１程度で、残りほとんどはアメリカからの輸入である。日本は海外からアルブミンをはじめ大量の血液製剤を輸入しており、輸入されるアメリカ製血液製剤の原料の多数は献血ではなく売血である。しかも、アメリカの３万人以上を対象としたあるアンケートでは約２％の人が供血時に、「買春行為はありますか？」「覚醒剤の使用はありますか？」「感染症歴はありますか？」

といった問診に「ない」と虚偽の報告をしていたという調査報告もあるそうだ。

こんな様相ではいつどこでどんなウイルスが入り込むかわかったものではない。

◎血液製剤のずさんでいい加減な販売実態

そしてじつは日本は血液製剤の乱用国でもあり、ガイドライン（このガイドラインも狂っているのだが）を作っていながら、まったくそれが守られていない。

たとえば、以下は「日経新聞」に2005年11月3日に掲載された記事だ。

「輸血用血液など血液製剤の使用量が都道府県によって大きなばらつきがあることが、12日までの厚生労働省研究班の調査で分かった。製剤によっては最大十倍近い差がある。使用量が多ければウイルス感染などのリスクが増し、厚労省が目標とする血液製剤の国内自給も遠のくことから、同省は使用量が高止まりしたままの都道府県や病院の個別調査に乗り出す。調査は全国約8000の一般病院が対象で、有効回答は2572病院。赤血球や新鮮凍結血しょうなどの輸血用血液は2000—02年、血しょう成分からたんぱく質を取り出した『血しょう分画製剤』は02年度の年間使用量を調べた。都道府県ごとの使用量をまとめたところ、赤血球を除いて軒並み、大きな差があることが判明。（略）例えば血小板では最も多かった沖縄と最少の大分で9・5倍の格差があった」

血液製剤使用量は都道府県によって最大10倍近い格差があり、その結果が何をもたらしているかなど日本中のどこの研究機関も研究していない。本書が引用するような海外のデータを参考とするならば、**血液製剤使用量が多い県はいったいどんな被害が出ているのか、想像もつかない**ほどだ。

◎日本は世界的にも異常な血液製剤、輸血製剤の消費大国

そもそも日本は血液の輸入国であり、全世界の血漿の約3分の1を消費していて、最大の取引先が米国だという。

また、その血液成分の96％は輸入で賄われており、その大半は米国からの輸入である。

ここまで見てきたように、赤十字系の企業や外資系製薬会社（いわゆる血液銀行業界）は、血液製剤の危険から人々を守ることよりも、自らの利益をあげることにしか興味がないということだ。だからすべてのリスクは無視され今の状況に至っている。

ただ海外では輸血に対する考え方を変える医師が、ここ数年しだいに増えているのが実際のようである。これらの医師はあらゆる種類の大手術を輸血なしで行なうようだが、これについ

ては第6章を参照していただきたい。

残念ながら日本の遅れた医師たちはこうした新しい状況を知りもせず、いまだに望まない人たちにまで輸血を強制しようとしている。

なぜなら、輸血ビジネスは、いまや巨大産業と化し、血液なくして現代の医療ビジネスはもはや成り立たないからだ。

現在、毎年2億単位もの血液が人間の体から抜き取られている。その膨大な量は800万人分もの血液量に相当する。**表向きの目的は「病気の人々を助けるため」である。しかし、本当の目的は「製薬会社の利益を助けるため」なのだ。**

◎足りないのは血液でなく、知識

〝彼ら〟はいつも、呼び掛けている。

「輸血用の血液が足りません！」「愛の献血にご協力を！」

「世界中で毎年、4億5000万単位の血液が不足している」と訴える。地球上の人口の82%は発展途上国の人々だ。しかし、そこで得られる供給血液量は、世界全体の40%未満。ケニアの英字新聞「ネーション」はこう嘆いている。

「毎日、輸血の必要な手術の半数近くが、血液不足で中止か、延期とされている」

しかし、それは輸血信仰の〝洗脳〟の結果でしかない。彼らは、無輸血で手術が可能なことを、まったく知らされていない。足りないのは血液でなく、知識なのである。

「20歳の献血」「愛の献血」キャンペーンなどは、まさに吸血鬼たちによる幻影のまやかしにすぎない。そして残念ながら医学界において学会も製薬会社も、人民を助けたり治癒させる気はまったくない。

彼らは確信犯でそのような物質を使いつづけ、広めてきた。このような国で行なわれる日赤利権が絡んだ血の治療において、人々に治癒や幸せがもたらされることなどあり得ない。

第6章 無輸血手術が世界の流れだ！

船瀬俊介

◎日増しに高まる輸血治療への警鐘

「多くの患者にとって輸血は益より害となる可能性がある」**「輸血は米医学界が直面する最大課題の一つだ」**（デューク大学、ジョナサン・スタムラー教授『米科学アカデミー』紀要、2007年10月9日）

医学界で輸血治療への警鐘は、日増しに高まっている。

「輸血は高い経費と危険性により、とりわけ重大だ。**われわれは輸血を『もっとも危険が多く、誤りが生じやすい』医療とみなす**」（米国病院認定合同委員会『輸血』1989年）

日本から世界に眼を向けてみると、いまや輸血批判論文や文献は数が多くて書ききれないほどだ。

「エホバの証人」サイト「無輸血治療」には世界の動向が記されている。

「輸血は命を救うと考える人は多くいます。しかし、輸血には様々な危険が伴います。輸血の結果、何千何万という人々が死に、さらに多くの人達が重い病気にかかり、長い間、悪影響に苦しんでいます。だから、『血を避ける』よう勧める『聖書』の命令に注意を払うのは、今でも智慧のあることなのです」

宗教団体「エホバの証人」は、「他者の血を入れてはいけない」という『聖書』の教えを守り、無輸血手術の普及に努めている。日本での信者数、約21万8000人、世界では約800万人とされる（2012年、同教団『年鑑』より）。

◎狂信は〝輸血教〟信者の医師たち

日本では、そのかたくなな輸血拒否の姿勢が誤って受け止められてきた。

狂信的な集団と誤認してきた医療関係者も多い。しかし、狂信的だったのは〝輸血教〟信者の医者のほうだった。

聖書の戒めは、医学的にも正しかった！　私たちは偏見を捨てて、エホバの証人たちの忠告に耳を傾けなければならない。

彼らは弾圧、迫害にも耐えて輸血拒否の医療を推進、普及した。医学界の改善に尽くした功績は大きい。

「エホバの証人は最善の医療措置を積極的に求める。外科医が担当する患者の中では、グループとしてもっとも知識のある人たちだ」（リチャード・K・スペンス博士、外科医）

その恩恵は、エホバの証人たちを超えて、人類全般に及ぼうとしている。

「無輸血手術は、エホバの証人だけのものではない。あらゆる患者のものである。医師たちは、その無輸血医療を取り入れるべきだ」（ドイツ、ヨアヒム・ボルト博士、麻酔学教授）

◎無輸血手術の先進医療機関・イングルウッド病院

アメリカでは、ニュージャージー州のイングルウッド病院が無輸血手術の先進医療機関として知られる。

「タイム」誌（1997年）に、この病院で無輸血手術を受けて生命拾いした青年のエピソードが報告されている。

「米国ニュージャージー州のある病院で32歳の誕生日に意識を失い、横になっているヘンリー・ジャクソンは、医学的にも、論理的にも、まったく見込みがありませんでした。

彼は大量の内出血により血液の90％を失いました。ヘモグロビン値は、正常値の13から（ある医師が「生存不可」と描写した不吉な数値である）1・7に急落しました。宗教的な理由で輸血を拒否したジャクソンは、ようやく無輸血治療を行なう近所のイングルウッド病院に移されました。

ジャクソンが病院に到着するとすぐ麻酔科科長であり重患室長でもあるアリエ・シェンダー博士と彼のチームが迅速に対応しました。

まず、薬物で基本的な麻酔を行ない、患者の筋肉、脳、肺およびその他の臓器の酸素の需要を減らしました。次いで、高効能鉄分とビタミン剤を投与し、骨髄が赤血球を生産するよう刺激する造血剤であるエリスロポエチン（ＥＰＯ）を十分投与しました。最後に、体内に残っている少量の血液が円滑に循環できるよう、静脈内に輸液を注入しました。

人工呼吸器に頼って息をしながら、ジャクソンは静脈内に一滴の血液も注入されなくても治療に反応を示し始めました。４日で彼の血球値は相当上がりました。まもなく意識を戻した彼は、信じられないと言うかのように首を横に振りながら、『この助けがなかったら、私は死んだでしょう』と言いました」

こうしたケースはイングルウッド病院に限ったことではない。韓国でも次のような事例が実際に起こっている。

◎ソウルの大学病院のケース

「ソウルのある大学病院に横になっている71歳の老婦人の患者は医師でした。当惑したことに、内科で膵臓ガンと診断され、外科で大手術を受ける状況でした。

その患者は、自分は医師として輸血の副作用をよく知っているために、無輸血で手術をすることを望みました。普通、このような大手術では、2～4単位の輸血が行なわれるのが常識でした。しかしこのときは、無輸血手術チームにより、膵臓にあるガンの塊とその周りの胃、胆嚢、十二指腸、小腸の一部まで切除する大手術が13時間以上にわたって行なわれました。手術中の出血量は１５００㎖で、ヘモグロビン値は手術前の11・６から手術直後の8・0まで落ちましたが、患者の希望通りに輸血はまったく行なわず、何の合併症もありませんでした。鉄分療法だけで3カ月後へモグロビン値は11・9まであがり、今は健康な生活をしています」（「大韓輸血代替研究会シンポジウム」２００6年）

こうしていくつもの無輸血手術が成功裏に行なわれているにもかかわらず、一方で現代医療のほとんどの医師たちは大量輸血の〝助け〟を借りながら執刀している。

◎輸血手術はすでに過去の遺物？

「血液を扱う人、外科手術をする人は、すべて、無輸血手術を考慮に入れなければならない」

（ドイツ、ヨアヒム・ボルト博士、麻酔学）

多くの医者たちが無輸血手術の必要性に目覚めている。

きっかけは、まずエイズの悲劇だった。手術時に患者に輸血する。それは、患者にＨＩＶ感染のリスクを負わせることだった。さらに、手術に立ち会う医者や看護師なども、血液に触れることで感染リスクにさらされた。当然、血液検査も厳格となった。

「しかし、専門家たちは、それでも『リスク・ゼロの輸血を保証することはできない』と述べています」（「エホバの証人」サイト）

一方、無輸血手術のパイオニア医師たちは自信に満ちている。

「輸血は基本的に良いものではない。われわれは、どんな患者に対しても、できるだけ輸血を避けるよう努力している」「たいていの医師は輸血について型どおりの対応しかしない。見さかいなく大量輸血を患者に行なうのだ。しかし、私はそうはしない」（アレックス・ザポランスキー博士）

博士は、サンフランシスコ心臓研究所の心臓外科主任。失血リスクの多い心臓病外科医ですら、無輸血手術にシフトしている。

それは、輸血手術が、すでに過去の遺物になろうとしていることの証左である。

◎人体はバケツではない

「従来の開腹手術を通常、患者に施すとき、定常的な輸血の必要性は存在しない」（ヨハネス・

シェール博士、外科学教授）

輸血から無輸血手術へ――多くの医療現場で、医師たちの意識の変化が読み取れる。

それは、従来の輸血医療の滑稽さ、危険さに気づいたからだ。

「なぜ輸血するの？」と問えば、医師は当然のように答える。「出血したから」。現代医学教育（狂育）は、そう教えているからだ。

「1ℓ出血した」「なら1ℓ輸血しなさい」

まるで、バケツの水と同じだ。しかし、人体はバケツではない。

ところが近代医学は、人体を〝バケツ〟とみなしてきた。いわゆる機械的生命論。人体は、彼らにとって〝機械〟と同じなのだ。しかし、それは致命的な過ちだ。

人体は、〝バケツ〟と異なり生命活動を行なっている。それは、まさに神秘の世界だ。

他人の血を、人体に注入する。それは〝バケツ〟に血を入れるのとは、わけが違う。

◎千島博士の予言

「腸管造血説」「細胞可逆説」「細胞新生説」を50年以上も前に提唱した千島喜久男博士。その学説は、異端として既成学界から弾圧、黙殺の憂き目に遭った。

その千島博士に師事し、その学説を病理的に実証したのが、若き森下敬一博士である。この両博士による千島・森下学説は、半世紀を経て、再び脚光を浴びようとしている。

最近、評判のｉＰＳ細胞（万能細胞）の存在を50年以上も昔に、すでに立証していたことでも両博士の偉大さがわかる。

「ｉＰＳ細胞などは、ボクは50年以上も前に発見していたんだがねえ」と、86歳の森下博士は余裕の笑みで語った。

ノーベル賞を授与するなら、山中教授ではなく、千島・森下両名が相当なのだ（闇の勢力に牛耳られた同賞を両博士が喜ぶはずもないが……）。

故・千島博士は、生前、輸血の危険性も警告している。

「現代医学では、栄養補給のためと称し、また、外科手術の失血を補うため、輸血を行なうのが常識のようになっている。私は、輸血の危険性については、10年前から口をすっぱくして説いてきた。しかし、医学界の現状は依然として、輸血を続けている」「血清肝炎は、輸血を受けた人の中の18～20％ほどに発生するだけだ、といわれているが、実際はこれを遥かに上回る発生率をもっているに相違ない」

また、感染症だけでなく、他人の血を入れること自体の危険性も警告している。

「血液内に注入された血液、とくに赤血球は病巣に集まり、病的になっている組織をますます悪化、拡大させる」

それは、のちに続発するＧＶＨＤや急性肺障害などの悲劇を、見事に予見している。

◎無輸血手術こそ正統な医療だ

輸血の猛烈な危険性に気づき始めたのは、医療関係者だけではない。

一般の人々にも、「輸血は危険なのではないか」という認識がインターネットを通じて世界各地に広まっている。その意識の目覚めは、相当早い時点から始まっていた。１９９６年のカナダでの世論調査でも、カナダ人の89％が輸血より代替療法を望んでいたのだ。

それから20年近くたった現在、無輸血を望む人々が激増していることは、想像に難くない。

「無輸血の医療措置はどのように開発されたのでしょうか？」

こういった問いに、エホバの証人サイトは次のように答えている。

「これは、ある意味で奇妙な質問です。というのも**無輸血医療は、輸血よりずっと前から行われていた**からです。じっさい、輸血をごく普通に行えるほどに技術が進歩したのは、二〇世紀初頭になってからのことです」（同サイト）

つまり、**輸血医療のほうが、はるかに遅れて現れた技術なのだ。それも、致命的に誤った医療として登場した。**

背景でそれを操ったのがロックフェラー財閥などの国際医療マフィアだ。〝彼ら〟にとって、重大副作用を頻発させる輸血療法は、じつに都合がよかった。副作用が発生すればするほど病人が増えて、さらなる医療（医猟）のお得意様になってくれたからだ。

ようやく昨今、多くの人々に対しても、輸血医療の悪魔的な面が明らかになってきた。無輸血手術に回帰する……ということは、悪魔の登場前に戻ることに他ならない。

◎大手術ですら輸血なしで可能

日本は、まだまだ輸血儀式という〝悪魔教〟崇拝が行なわれている。

しかし、欧米の医師たちは、はるかに目覚めている。ここ数十年の間に、無輸血手術の適用範囲も広がってきた。

▼１９６０年代：すでに心臓病手術で心房を切り開く「開心術」が、高名な外科医デントン・クーリー医師らの手によって実施されている。

▼１９７０年代：輸血による肝炎患者が激増したため、多くの医師たちが輸血の代替療法に挑戦し始めた。

▼１９８０年代：大がかりな医療チームを組んで、無輸血手術を行なうグループも現れた。エイズ流行が無輸血手術の流れに拍車をかけた。

▼１９９０年代：多くの病院が、患者が無輸血手術を選択できるよう配慮した医療プログラ

ムを導入している。

そして現代、医師たちは、これまで輸血が必要とされていた手術・緊急措置に対しても無輸血技術を採用し成功を収めている。

彼らは、こう胸を張るのだ。

「心臓、血管、産婦人科、整形外科、泌尿器科の大手術は、血液や血液製剤を用いることなく完遂させることができる」（Ｄ・Ｈ・Ｗ・ウォン医師「カナディアン麻酔ジャーナル」）

◎エホバの証人が無輸血医療を育てた

輸血を行なう医師たちは、術中の出血にも無頓着だ。

出血した分、輸血で補えばいいと安易に考えている。しかし、無輸血手術は、出血させないため慎重な技術が求められる。無輸血手術が促進されるということは、質の高い医療が促進されるということだ。

「出血を防ぐ上で、必要なのは外科医の技術である」

エホバの証人たちへの無輸血手術の実践は、担当医たちを鍛えた。そしてさまざまな医療技術は、完成の域にまで高められたのだ。

たとえば、心臓病外科医のデントン・クーリーの成功がその一例だ。彼は手術チームを率いて、27年間で663人ものエホバの証人に無輸血手術を行なっている。それらはもっとも難しいといわれる「開心」手術だった。彼は、このおびただしい数の成功例で、輸血なしで心臓病手術が行なえることを証明したのだ。

◎ドラマ「説得」が秘めた悪意

かつて、輸血拒否をするエホバの証人を、人々は誤解して中傷、攻撃してきた。日本でも、わが子を輸血拒否で死なせた両親を世論は断罪した。それは「説得」というテレビドラマまで製作されたほどだ。頑固に輸血を拒絶した父親をビートたけしが演じている。

輸血拒絶をした後、子どもは死亡し、外科医たちはそれ見たことかと両親を責めた。しかし、第2章で内海氏が述べたとおり、死因はまったく別にあったのだ。しかし、メディアは、ここぞとばかりにエホバの証人攻撃キャンペーンに、この悲劇を利用したのだ。

その背景に、明らかに〝悪意〟が存在した。それは、輸血で莫大な利益を得る血液マフィアたちによる巧妙な世論操作だった。新聞やテレビは、つねに大衆操作により、世論を扇動している。それは、今も巧妙に行なわれている。

ガン検診を公共CMが呼びかける。それは、ガンマフィアによる病人狩りである。

子宮頸ガンワクチンを女優親子がすすめる。やはり、同じワクチン利権がテレビ局を動かしているのだ。馬鹿正直で疑うことを知らぬ日本人を〝洗脳〟することは、彼らにとって、まさに赤子の手をひねるよりたやすい。

◎エホバの証人たちの情報ネット

海外では輸血に潜む恐ろしい〝悪魔性〟が、次々と明らかにされ、その危険性を真っ向から指摘してきたエホバの証人への見方は、もはや１８０度変わっている。

弾圧を恐れず真っ直ぐに立ち向かった証人たち……。その生き方を「命に対する敬意の表出」と英国・アイルランド麻酔医協会の「手引書」は称賛している。

エホバの証人は、個々の立場で輸血を拒絶しただけではない。

その信念は「より安全な医療体制の恩恵をすべての人々にもたらす」ための原動力となった。「エホバの証人は、ノルウェー保険制度の重要な一分野の改善、方向性を与え、後押しをしてくれた」（ノルウェー国立病院、スティン・Ａ・エヴェンセン教授）

安全な医療普及のためのプロモーションは、エホバの証人の組織を挙げて推進された。医師たちが無輸血治療を行なうのを援助するため、有効な連絡サービス網を整備してきた。現在、世界中に１４００以上の「医療連絡委員会」が設置されている。そのネットワークを通じて、無輸血治療に関する３０００を超える記事のデータベースの中から、医師や研究者が必要とする情報を提供する体制を整えている。医療関係者が無輸血手術の情報を欲しがれば、すぐに印刷物にして対応できる。

「証人たちの医療機関連絡委員会の貢献により、今日、エホバの証人だけでなく、一般の患者も、不必要な輸血を受ける可能性が低くなった」（ボストン大学法学部大学院、チャールズ・バロン教授）

◎安全医療を！　エホバのデータ

「エホバの証人・無輸血データベース」は、いまや現代医療の宝となっている。輸血の代替療法に関する情報を証人たちに求めれば、喜んで依頼に応じて詳細な資料を提供してくれる。膨大な製作経費がかかったと思える資料ファイルを、エホバの証人は無料で配付しているのだ。そこには人類に対する無償の愛がある。

また、データベースには「血液」の懇切な解説もあり、どうしてエホバの証人が輸血を拒否しているか、理由もわかりやすく説いている。主に紹介されているのは、血液代替液を使う「血液希釈法」である。

「『血を避けていなさい』という『聖書』の命令に従って、無輸血の治療を求めます。しかも、そうすることは多くの場合、より質の高い治療を受けることにつながるのです」

『聖書』が記された時代には、本書で指摘するような輸血の数多くの重大副作用が臨床的に証明されていたわけではない。しかし、編纂者は輸血が神の意思に反することを直感的に深く認識していたのだ。

「エホバの証人の中には医師や看護師もいますが、証人たちは、皆、全血および血液の主要成分の輸血を受けないことで、世界中に知られています。このように一貫して輸血を避ける立場は、人間の考え出した主義主張、または『信仰で病気が治せる』といった信条に基づいているのでしょうか。決してそうではありません」（同）

◎『聖書』は理にかなった健康法

いまだ、エホバの証人を、ただ「輸血拒否」するカルト的宗教団体と思い込んでいる人も多いはず。個々の思想信条とは、色眼鏡でなく、その根幹を知らないと理解できないものだ。

彼らは以前はワクチンすら拒否していた。しかし、それにより入学拒否などの問題が生じたため、受け入れることになった経緯もある。

なぜ彼らは輸血拒否を貫くのか？

それは「命」を神からの贈り物とみなしているからだ。だから、大切に慈しむ。

彼らは『聖書』に基づく最善の生き方をするように努めている。証人たちは『聖書』を「神の霊感を受けた」書物であると信じている。

そして、『聖書』は「健康を害する、または命を危険にさらすような行為や習慣を避ける」ように勧めている。

具体的には「食べ過ぎ」「喫煙・噛みたばこ」「酒類の乱飲」「薬物の誤用」などがある。

さらにエホバの証人は「自分の体や身の回りを清潔に保つ」「このために適度の運動をする」。

それらによって『聖書』の諸原則に調和した生活を送るように心がけている。

一読してじつに理にかなった「健康法」であることがわかる。

真の信仰とは、とりもなおさず真の健康法であり、真の生活哲学であり、真の科学であることを、再認識させられる。

◎詳細厳密な無輸血マニュアル

エホバの証人のデータファイル「外科患者における出血や貧血の回避・管理」は、まさに医師向けマニュアル。無輸血治療の懇切なガイドラインだ。その緻密さは「無輸血治療は安易ではない」と諭している。

① **治療計画**：失血を最小限に抑え、貧血を予防するために作成する。「種々の手法を最も効果的に活用すべきである」

②**インフォームド・コンセント**：無輸血医療の措置について事前説明で承諾を得る。
③**医療機関紹介**：血液管理で整った設備があるなら患者を紹介する。
④**医療チーム**：複数の専門分野にまたがる医師のチームで対応する。
⑤**モニター管理**：失血や状態変化がないかモニターし異常には迅速対応。
⑥**止血措置**：素早い止血が救命につながる。〝様子見〟は避ける。
⑦**臨機対応**：状況変化には、判断力を働かせ、時には通常手順を変更する。
⑧**経験専門医**：合併症が発生した場合、すぐに経験ある専門医に相談。
⑨**患者移送**：必要なら容体が安定した状態で主要医療センターに搬送する。

さらに、無輸血マニュアルは、治療に対して、次の原則を指導している。
「不測の失血対応への複数手法」「入念な術前検査」「適切管理法」「最低限の診断採血」「血液温存法」「術中の血液管理」「酸素供給の適正化」「適度な輸液蘇生」……。

これらを一読すれば、外科医なら身が引き締まるはずだ。
無輸血手術成功の裏には、このような慎重緻密な訓練と準備、配慮が不可欠なのだ。

◎米国防総省も無輸血手術を研究

このように、海外ではエホバの証人の組織的協力で、無輸血治療が急速に拡大している一方で、**アメリカ国防総省が巨費を投じて、無輸血手術を研究している**という情報もある。

2010年1月29日、国防総省は、連邦資金4億7000万ドル（約470億円）をニュージャージー州の無輸血医療推進研究所に提供することを公表。R・S・ロズマン下院議員は記者会見で、「この予算を国防費の中から得られたことを誇りに思う」と語っている。

つまり米軍関係者は、輸血の致命的な害を知っていたわけだ。米兵の生命は、軍部にとっては〝戦力〟だ。それを輸血治療の副作用で失うことは、〝戦力〟を自ら喪失することに他ならない。軍部の無輸血治療は、イングルウッド病院という特定施設で行なわれている。

アメリカ軍部も政府の管轄だから、軍部が輸血の危険性に気づいて対策を講じるのなら、アメリカ国民の健康を司るFDA（米食品医薬品局）なども、「脱輸血」に踏み切らないと道理が通らない。しかし、「FDAが無輸血治療を奨励」などというニュースは流れない。ここでも、アメリカという国家がロックフェラーなどの軍事マフィアや医療マフィアに支配されていることがよくわかる。

彼らは、兵隊の生命は失いたくないが、血液利権も失いたくない。

だから、軍部の無輸血治療の採用は重要事項なのだ。

◎潰されてきた日本の無輸血治療

これまで海外の無輸血治療の実態について、述べてきた。

振り返って、日本では「輸血をしない」医療は、どれくらい進んでいるのだろう。

無輸血手術のパイオニアの一人として、八木田旭邦医師を挙げなければならない。

第４章でも述べたとおり、彼は「輸血をするとガン細胞が増殖する」事実にショックを受け、無輸血手術の臨床実験に挑戦する。同様の臨床研究は、彼も参加した厚労省研究班でも行なっていた。

研究班の班長は、十字猛夫・東大教授（輸血部）だった（その後、日赤の所長）。同研究でも「輸血をすると免疫が抑制され、ガンが増殖する」ことが確認されている。つまり、厚労省の研究でも「輸血は発ガン療法」であることが証明されているのだ。

しかし、**なぜか、その衝撃事実は国民に知らされることはなかった。マスコミ発表など一切なされなかったからだ。さらに、衝撃結果を受けて、厚労省がガン手術での輸血自粛や規制を通達したかといえばそれもない。**

◎無輸血治療が自己採血療法とは！

八木田医師の発見と努力も日の目を見ずにいる。

このように、日本の医療の現場は、徹底した事なかれ主義だ。医者も研究者も、魂を抜かれたフヌケ状態になっている。そんな現場から、海外で台頭している無輸血医療など起こりようがない。

日本の医療では、無輸血手術というと、自己採血の輸血手術を意味するほどだ。

これは、あらかじめ自分の血液を採血し冷凍保存しておき、手術のときに輸血するというもの。自分の血液だから、血液型異常で副作用が起きる心配がない……という理屈である。

しかし、手間とコストが、ケタ外れにかかる。行なっていることは輸血と同じ措置で、病院には暴利が入る。それなら、イングルウッド病院などが実行した無輸血の措置をすればよい。

しかし、現代の日本医学界は採用しないだろう。なぜなら、それでは〝儲からない〟からだ。

また、医学界は、そのような主流から外れた、変わった医療をする医者を絶対に許さない。八木田医師も、のちに高額医療裁判を起こされたと聞く。その背後に、何かあったのでは、と気にかかる。

◎70例、エホバの証人の手術をした希有な医師

民間で無輸血手術に挑戦してきた希有な医師がいる。大鐘稔彦医師（外科医）だ。彼は、早くからガンの告知問題に取り組み、ホスピスを備えた病院を創設。さらに、医療内容、手術内容の公開など、先駆的医療を行なってきた医師として知られる。一方で小説やエッセイを書いたり、作家としての一面も。『無輸血手術』（さいろ社）という著作もある。サブタイトル「〝エホバの証人〟の生と死」でわかるように、約６０００件もの外科手術中、約70例のエホバの証人の人たちの手術を執刀している。「外科手術に出血はつきもの」と彼は言う。

実際、彼が体験した手術中の大量失血死の状況描写は迫真的だ。さすが作家といえる臨場感。医師が陥る恐怖と恐慌……。その悪夢を乗り越えて、彼はエホバの証人たちが望む無輸血手術を受け入れた。幸い、約70例の無輸血手術は、すべて成功している。

臨床記録を読むと、出血量も非常に少なめであることがわかる。無輸血手術の積み重ねが、手法のレベルを高めたのだろう。

◎真実を知る闘いで〝柵〟を打ち破れ

日本でも上には上がある。なんと、無輸血手術を数千件もこなしたという驚愕ドクターもいる。廣瀬輝雄医師。その成果は、著書『無血手術』（金原出版）に残されている。施術を行なったのはすべてエホバの証人という。

残念なのは、このような無輸血治療の実践者がいるにもかかわらず、一般の人々にはほとんど知られていないことだ。

マスメディアはこうした情報を流さず、医学教育現場も無輸血治療など教えない。

メディアと教育は、悪魔的な勢力に支配されている。その事実にまず、私たちは気づくべきだ。さもなければ、われわれは操作された〝情報〟という「見えない柵」に囲われた家畜にすぎないのだ。

真実を知る闘いこそ、見えざる柵を打ち破るのだ。

第7章　輸血不要論

内海聡

◎出血時の代案とその概念について

これまで輸血と血液製剤の危険性について述べてきたが、出血時の問題と輸血の是非を考えるときには、医者の立場として医学的な代案についても触れねばならない。

そのとき、**点滴剤の名前としても出てくる有名人が、シドニー・リンガー**（Sydney Ringer　1835～1910）その人である。

その点滴剤こそ、彼が1882年に幾多の苦労の末に発明した「生理的電解質溶液」、すなわち（わが国ではしばしばリンゲル液と呼ばれる）「リンガー液」である。

ここで「リンガー液」発見についての逸話を紹介しよう。

彼がある動物の心臓実験をしていたときのことである。動物から取り出した心臓は通常、生理食塩水に浸す。するとやがて心室の収縮は弱まり、いずれ止まる、ということは当時でも普通に知られていた。

しかし、彼がいつもと同じように「ある溶液」に浸すと、心臓は弱まらず、力強く拍動し続けた。これはある偶然によるものであった。

彼がその実験で、助手が用意した蒸留水だとばかり思って使っていた水（ここに食塩を加えた）は、じつはリンガーの研究室に流れているただの水道水だったのである。

しかもその水道水には偶然にもさまざまな天然イオンが含まれていて、アルカリを帯びていたのだ。結果的にリンガーは、単なる0・75%塩の生理食塩水ではなく、カルシウム、マグネシウム、カリウムなどを含んだ水に0・75%塩を加えたまったく「未知なる溶液」を作っていたことになる。その偶然が未知なる結果を生み出したことに気づくまで、リンガー自身も時間がかかり当惑したようである。

◎リンガーの名を世界に知らしめる論文

リンガーは次のように語っている。

「この液体（水道水）は心臓の灌流《かんりゅう》に極めてすぐれた特徴があり、条件によってはこの液体の中では心臓は4時間以上も動き続け、そのうえ、実験の終わりでも血液で灌流していたときの心室の収縮とほぼ同じくらい強い収縮が得られるのだ。（略）このような強い心室の収縮は、蒸留水から生成した生理食塩水では不可能であり、そこに塩化カリウムを加えても起こらなかった。また、水道水に含まれる炭酸カルシウムの代わりに重炭酸ソーダを加えても起こらなかった。しかし収縮が止まってから少量の炭酸カルシウムを加えると、収縮が再び起こったのだ」（ウェブ上のサイト「評伝シドニー・リンガー」より）

そしてついに彼はこの実験で、カルシウムとカリウムが正しい割合で存在することで心室の収縮がはじめて正常に維持でき、しかもカルシウムが少なすぎたり、カリウムが多すぎると収縮は不規則で弱まり、さらにカリウムを増やしすぎると心臓が止まってしまう、という歴史的大発見をする。

そして彼は何度にも及ぶ実験により、彼のもっとも有名にして彼の名を世界的に知らしめることとなった論文"A further contribution regarding the influence of the different constituents of the blood on the contraction of the heart, Journal of Physiology, 1883"の中で謎を解明し、ここに歴史に名を残すリンゲル液がいよいよ誕生するのだ。つまり、**血液の代替液は、血液型が発見される前から開発されていた**のだ。

◎リンゲル液の効能

この液体は一時的な代用体液となるばかりか、生体から摘出した臓器をこの中に浸しておくことで細胞を長時間生かしておくのも可能なのである。リンガーのこの一連のメソッドは現代の医科学にも延々と受け継がれており救急時の基本点滴ともなっている。

以下、公式添付文書においてのリンゲル液の効能である。

「・代用血漿として急性出血の治療、特に急性大量出血の際の初期治療として有効

・外傷、熱傷、出血などに基づく外科的ショックの予防及び治療手術時における輸血量の節減体外循環灌流液として用い、灌流を容易にして手術中の併発症の危険を減少する」

リンゲル液の電解質バランス濃度は、人間の電解質バランスに近い濃度の液体に調整されている（しかし、後述の海水の代替血漿には劣る）。

ごくシンプルに考えれば、**人の血液でさまざまなリスクがあり大量の放射線を浴びている「死ぬ予定のボロボロ血液製剤」などより、「リンゲル液」を代わりに使うのがリスクが低い**と思われる。

もちろんリンゲル液を使えば必ず助かるとは限らないが、あくまでもこれまで挙げてきた輸血のリスクを考えれば、比べ物にならないくらい有用であるということに気づかねばならない。ただし、現在市販されているリンゲル液が完全に人間の血液に最適な電解質バランス濃度

であるかは、真の医学がこれから解明していかねばならないものだろう。

一つだけはっきりしているのは、**その答えの中に「他者の血液」という選択だけはない**ということだ。

◎抗凝固剤がない、というメリット

もう一つのリンゲル液のメリットは、輸血製剤の血が固まってしまわないように混入されている「抗凝固剤」が添加されていないという点だ。

もともと出血傾向にある患者に対して輸血処置を行なう、という前提を考えれば、できるだけ抗凝固剤混入の薬剤は入れたくないものだが、血液製剤はそれ自体の凝固を防ぐためにこれが添加されているという大きな矛盾を抱えている。

リンゲル液には抗凝固剤が含まれないため輸血をしたときよりも出血がしにくくなるのは、子どもが考えても理解できることだ。

現代医療に飼いならされた人々は、「それで死んだらどうするのだ」などと抗議の声をあげるかもしれない。何度も言うが、私は輸血のデメリットや危険性と比べるまでもないほど、リンゲル液が有効だということを述べているに過ぎない。

◎血液製剤の有用性やヘモグロビン理論の嘘

血液には血液細胞と血漿の二つがあるが、血漿のほうにはさまざまな栄養素や凝固因子が含まれている。だから、出血しているとき、出血防止の意味合いを込めて医者たちは血漿製剤を投与するのだ。

ところが、日赤でさえも血漿製剤の説明書において、循環血液量以上の出血が起きても、血漿を出血傾向予防のために投与することの有用性は否定している。

にもかかわらず、実際の現場では出血を防ぐ目的に、血漿製剤の使用が普通に行なわれている。だからこそ日本の血漿使用量は世界第1位なのであろう。

また日赤でさえ、術前などの慢性貧血患者において、赤血球量は減少しているが血漿量はむしろ増加しており、循環血液量は正常に保たれていることを述べている。

医学的に述べるなら、ヘマトクリット（Ht）値低下に伴う血液粘性減少により血管抵抗が減少するため、一回心拍出量は増加するということだ。

そのため血液酸素含有量は減少するものの、心拍出量増加により代償されるため末梢組織への血液酸素運搬量は減少しない、と日赤の血漿製剤の説明書に記載があるのだ。これらの事実を見渡してみれば、いまの輸血の使用法が相当おかしいということを暗に赤十字も認めているということになる。

普通は１００ccの血液に14ないし15のヘモグロビンが含まれている（濃度を測定する別の尺度はヘマトクリット値であり、約45％が普通の値）。ヘモグロビンが10（ヘマトクリット値が30％）を下回ったなら、私の経験からも手術前に患者に輸血を施すことがまるでルールであるかのようだ。

しかし実際のところ、これは明確な根拠に基づいているのではない可能性が高い。たとえばハワード・L・ツァオダー教授は「われわれはどのようにして〝マジック・ナンバー〟を得たのか」として次のように述べている。

「麻酔をかけられる前に患者のヘモグロビン量は10ｇに達しているべきであるとする要求がなぜあるのか、その理由は伝統によって覆い隠され、あいまいさに包まれている。臨床的あるいは実験的な証拠に裏づけられてもいない」「ある権威者たちは、ヘモグロビンの量が１００cc中２ないし2・5ｇまで下がっても受け入れられる、と述べている。……健康な人なら、赤血球細胞全体の50％を失っても耐えることができ、失血が幾らかの期間にわたって生じるなら、ほとんどまったく症状は現れない」

これもまた現行の基準の嘘を指摘していると同時に、電解質液などの代替液で十分代用可能であることを示している。

◎2・5ℓの血を抜いた人

『輸血——黄色い血の恐怖と闘う』（講談社ブルーバックス）という本がある。

著者の村上省三氏は、日本赤十字社勤務を経て、東京女子医大教授や日赤中央血液センター所長、日本輸血学会会長を務めた人物であり、血液についてはいわゆる〝権威〟といってもいいだろう。この本の中に、非常に面白い報告がある。

中京地区の輸血協会に所属して、病院に新鮮血を提供していた売血者の中に、一日採血量の最高が１４００、１３５０および２２００mℓ」に及んでいた例があったということを、鵜飼昌訓という人物が学会で報告しているというのだ。

また、ドイツのある医学雑誌に掲載されていたものでは、53歳の男性で、18年間に１５０ℓを供血し、一回に大量の採血を受けたことがしばしばあり、その最大量は２５００mℓで、また数週間の間隔で１０００mℓから１８５０mℓの採血を受けることも再三だったとある。しかも２５００mℓの採血を受けたときも、採血後に食塩水を摂取し、直後に自転車で自宅まで帰っている。１２９０mℓ採血したときも、医師の禁止を無視して数分でベッドを離れ、なんの悪影響もなかったという。

これが本当なら、すでに血液学の常識に反している。つまり、**以前の売血では1・5ℓくらい抜いてしまう献血が横行していた**ということだ。だとしたら**1・5ℓくらいの失血なら輸血**

などまったくする必要がなかったということになる。

こうした事例を知るにつれ、仮に輸血全否定までは行かなくても、**現行で輸血されているものの９割以上が必要ないと考えられるようになる**だろう。人体は水やミネラルを補充すれば速やかに回復するように作られているのだ。

どうやって摂取するかといえば、まずは電解質液の飲用で十分だ。これは現代医学であっても否定されることはなかろう。

こうして電解質液さえ補えば、人体は急速に血球を補充する。この理論は突き詰めると千島学説に結びついていく。現代では飲むだけでなくリンゲル液があるし、デキストラン（微生物が作る多糖類の一種で、血漿増量剤として用いられる）もある（その意味では医学にも進歩はみられるのである）。よりリスクが低く治癒率を高めるための手法を研鑽することが真の医学であるはずだが、それは血液利権のために失われて久しい。

◎千島学説について

現在の血液学の嘘を考えるときに千島学説は外すことができない。

ここでは私の立場から千島学説について説明しておこう。詳しくは船瀬俊介氏の記事も読んでいただければよいが、腸管造血説を代表とする医学学説である。そして、それは現代医学の常識「赤血球は骨髄で作られ、細胞は分裂して増えていく」という前提を覆す学説でもある。

日本ではずっとトンデモ学説だとして扱われてきたが、昨今見直しの機運が高まっている。

これは現代医学でいう骨髄造血説の部分的な否定につながる。

千島学説では「赤血球は白血球を経て各種体細胞に分化する細胞前の段階である」「赤血球は無核であるがその無核赤血球から有核の白血球を生じ、さらに生体すべての体細胞や生殖細胞が生じる」とある。現代医学の考えとは、まったくといっていいほど違う。

実際に「赤血球分化説」の検証をした学者もいた。その一人が森下敬一医学博士で、私はお会いしたことはないのだが、森下博士は顕微鏡下に、千島博士が見たものとまったく同じ現象を観察することができたという。

森下博士は実験により「骨髄で血液は造られていない」ことを確認し、千島学説の正しさを全面的に認めた。森下博士のこの観察成果は、１９５７年3月24日の「中部日本新聞」夕刊紙上に、十段抜きという大きな扱いで華々しく報道された。

千島氏は輸血に関してもかなりの論説を残している。

彼は、失血の後には体の組織や脂肪から赤血球へ逆分化すると述べている。そのため、大量の失血の後には、失われた容積に相当するだけのリンゲル液その他の代用液で血液容積を正常に戻しておけば、赤血球は逆分化によって補充されると主張する。これはまさにカントンの犬の実験（第8章で詳述）そのものでもある。

千島氏はほかにも、たとえ適合型の血液でもタンパク質に個人差があること、その理屈の延長からいけば、全血輸血より、血漿や血小板や白血球を除去した赤血球だけの成分輸血は、それらのタンパク質を少なくするから比較的、副作用が少なくて済むと述べている。

こうした主張も本書の内容と合致するわけだが、数十年前にこのことを明確に指摘したことについては、改めて尊敬の念を抱かざるを得ない。この考え方がなければ、無輸血手術の是非を語ることはできないのだ。

◎医学不要論＝輸血「不要論」

拙著『医学不要論』では、医学の不要性について述べ、慢性病や難病や精神病などはすべて西洋医学には治せないと宣言したわけだが、それはすべての医学の否定ではない。

医学のほとんどを否定する私でさえも、現代において肯定せざるをえない現代医学、西洋医学は存在する。その筆頭が救急医学であり、それは密接に血液（輸血）と関係する分野だ。

私ですらその意義を認めざるをえない分野であるからこそ、輸血の危険性については見直す必要があるということだ。

以下に列挙するのは、『医学不要論』に記した「西洋医学が必要な病態」である。これについては私も西洋医学の必要性を認めている数少ない病態ともいえる。

①　**心筋梗塞、脳梗塞など梗塞性疾患の急性期**

②　**くも膜下出血、潰瘍出血、ガンからの出血など、出血の急性期**

③　肺炎、胆管炎、髄膜炎などの重症感染症

④　**交通事故、外傷、熱傷、骨折などに伴う救急医学的処置**

⑤　誤嚥による窒息、溺水、低体温などの救急医学的処置

⑥　腸閉塞、無尿など排泄に関する生命にかかわるものへの救急医学的処置

⑦　**胎盤剥離、臍帯捻転、分娩時臍帯巻絡など、産婦人科の救急医学的処置**

⑧　失明、聴覚喪失などに関する救急医学的な処置

⑨　薬物中毒症や毒性物質の暴露に対する処置

⑩　染色体や遺伝などの異常が１００％わかっている疾患への対応

⑪　未熟児の管理

⑫　サイトカインストームなど免疫の重症な異常状態への処置

それではここからは、これらと輸血との関係を見ながら、その一つひとつを検証していくこ

とにしよう。ちなみに、③⑤⑥⑧⑨⑩⑪⑫はもともと輸血とはあまり関係がない分野であるのでここでは割愛する。

◎心筋梗塞、脳梗塞など梗塞性疾患の急性期

①に関していえば西洋医学的治療法は二つしかない。

ＰＴＣＡに代表されるカテーテルによる治療、そしてＣＡＢＧに代表される心臓外科による血管吻合《ふんごう》術である。

そもそも心筋梗塞や脳梗塞になること自体、いかに食や生活が乱れているかの証しなのだが、本書ではそこは詳しくは触れない。本書のテーマに沿えば、もし心筋梗塞や脳梗塞になってしまった場合、輸血は必要であるかということになるが、これはひと言でいえば、医療ミスでもない限りは、輸血することはありえない、という皮肉な結論になる。

医療者ならだれでもわかることであるが、ＰＴＣＡは出血などほとんどしないので輸血は必要ない。ＣＡＢＧも熟練した循環器外科医がやれば当たり前だが輸血の必要性などない。海外ではそれを必ず無輸血で行なう外科医が多数存在する。

またＣＡＢＧなどの場合は自己血を貯蓄して輸血に充てる場合もある。つまり、心臓や脳の処置だからといって輸血する必要などまったく生じないのである。

脳梗塞には、輸血は必要ないどころか、血液希釈療法といって、血液を希釈して薄めたほうが毛細血管にいきわたりやすいという治療があるくらいだ。

◎くも膜下出血、潰瘍出血、ガンからの出血など、出血の急性期

これに関していえば、この中のガンからの大量出血、潰瘍からの大量出血というのが輸血適応の是非に結びつくだろう。

しかし、前述したようにガンに輸血することで、かえって再発リスクや感染症リスクを高めるなど、さまざまな弊害をもたらす。これについては船瀬氏の第4章を読んでもらえれば明解であろう。

また、潰瘍の出血でも輸血したほうがむしろ死亡リスクが上昇することは述べたとおりである。つまりこれらの症状においても輸血する必要など生じない。

④「交通事故、外傷、熱傷、骨折などに伴う救急医学的処置」については②と同様に失血することが多いため、輸血の是非が問われることになる。

しかし、これもこれまでに述べたとおり、そのリスクとベネフィットを考えても輸血することで得られるものは少ない。また、交通事故や外傷の場合は失血だけが問題ではないことが多いため、そちらの疾患への対応が重要であることのほうが多い。

たとえば、第2章の冒頭で述べたエホバの証人のお子さんのケースでは、クラッシュシンドロームへの対策のほうがよほど重要であったということだ。

それらを考慮すれば、救急時の手術や処置が必要と判断された場合も、輸血はむしろ死亡リスクを高めると思われ、その必要はないものと考える。

◎産婦人科分野

もし仮に、ここまでの私の主張に同調してくれる医師がいたとしても、一番最後まで悩むのはおそらくこの産婦人科分野であろうと思われる。

産婦人科の胎盤剥離などの場合は昔なら死産となったケースも多く、これらが防げるようになってきたのは、西洋医学の数少ない「功」の部分であろう。

この産婦人科的問題は妊娠中と妊娠前の栄養療法により本来は防げるのだが、現代人はそのようなことをほとんど意識しないため、この疾患は以前より生じやすくなっている。そして、それでも訴訟リスクを抱えながら現場で日々奮闘しているのが、今の産婦人科医たちといえるかもしれない（もちろん悪い産婦人科医だってたくさんいるが……）。

胎盤剥離などの産婦人科疾患の一部は大量に出血すると同時に、手術室で進行することがほとんどなので、出血量が1～2ℓどころの騒ぎではなく、3～5ℓの出血になることもある。

その場合、輸血量が足りず、もしくはほとんど輸血できず、体液の喪失が早すぎてリンゲル液の輸液量が追い付かないこともあるくらいだ。なのでリンゲル液の輸液だけで対処できるとはかぎらず、産科ＤＩＣ（播種性血管内凝固症候群）などの問題とセットで考える必要がある。

これは皮肉的に言うならこれまでの歴史では考えられなかった領域に進んでいるので、このような問題が生じてきたととらえることもできる。

とすれば、急速に大量に出血をするこのケースにおいて、「ズタボロで死ぬことが決まっている血液」を入れることの是非が、はじめて医学界で問われるというのが自然だろう。

というのは母体もさることながら、胎児は〝カントンの犬〟も無輸血手術もへったくれもなく、母体の体液減少と酸素濃度の影響をモロに受けるからだ。

だから、現段階で私としてはこの分野に関してだけは結論が出ない。残念ながらそれを明確に示したような研究も私には見つけられない。

さらにいえば、交通事故でもあり得ないとはいえないが、出血し続ける状況が生じ（血を止めるのが先決なのでこの状況がおかしいが）、ほかの大きな問題がない場合も同様だ。

胎盤早期剥離などは止血がしにくい部分があることと、止血したら子どもが死ぬであろうこととのセット問題でもある。つまり血を止めるだけなら子宮の血液をシャットダウンすることは今の医学だと容易なのだが、そうすると胎児は確実に死んでしまう。

もし私の妻が今そのような状況になったとしたら、私自身は無輸血でほかの処置を可能な限りやってもらうことを選択するだろうとは思うが、その判断が正しいかもわからない。そのような判断を迫られるようになることよりも、もともと産婦人科疾患になるような体づくりのほうが問題ともいえるだろう。

もっと厳しくいえば、産科救急疾患にかかるのは、母体の栄養や解毒などに注意を払わずいい加減な食事をしている人がほとんどである。このことについての根本的な対策は、古代民族のお産や吉村医院に代表される自然分娩の考え方が参考になると思われる。

この一部の産婦人科学の発展と、社会毒に伴う現代的産婦人科疾患の発生による輸血の是非についてはは私も迷いがあるものの、はっきり述べれば現行の99％の輸血は、西洋医学的にだけ考えても不要であると断言できる。

そして「輸血不要論」を可能にするのが「無輸血手術」である。この手術には輸血をしないということだけでなく、いくつものメリットが生まれることが報告されている。

◎海外における無輸血手術の流れ

まず、無輸血手術を導入することにより、外科医や麻酔科医たちは血液を保存するための進んだ方法を取り入れることに努力する。つまり、患者が出した出血の回収と利用である。これはうまく使えば自分のものなので輸血による拒絶反応は起こさない。それは外科技術の向上、救急医学技術の向上にもつながるものなのだ。

具体的にはどのような手術が世界で行なわれているのか？

無輸血手術となるとさきがけはやはりエホバの証人とその患者ということになるのだが、じつは無輸血手術が利益をもたらすのはエホバの証人だけではない。というより主治医たちはみなエホバの証人ではないし、エホバの証人は自らの血の考えにより、徹底的なまでに（ある意味執念といえるほどに）科学的かつ医学的な根拠から輸血しない方法を医師に提示する。それが外科や救急科や失血対処の技術を向上させてきたのだ。いまやそれは一般の、エホバの証人ではない人々に対してさえ、海外の多くの医師たちは実践しているのだ。それらは前章で船瀬氏が紹介したとおりであり、私たちの前に厳然たる事実として存在する。

このように世界では無輸血手術を施行する医師たちが15万人以上も存在し、完全無輸血でなくとも輸血に否定的な見解を持つ医師たちがあとを絶たない。

にもかかわらず日本はどうしてこうも後れを取ってしまっているのか？

これには日本の医療教育だけでなく、日赤や赤十字の問題の闇をかえりみなければならない。

第8章　医学理論を覆す「カントンの犬」の衝撃

船瀬俊介

◎犬の血液を希釈海水と入れ替えた実験！

「カントンの犬」……これは、一人の学者が行なった動物実験である。

それは「犬の血液を海水と入れ替える」という大胆なものだった。行なったのは**フランスの生理学者ルネ・カントン**。

日本語で血液のことを「血潮《ちしお》」ともいう。文字どおり、「血液は海水と同等」という原意だ。フランス語でも「海」(la mer)、「母」(la mère)。発音はまったく同じ。語源が同じであることがわかる。フランス語を母語とする生理学者は、直感的に、「生命」と「海水」との相似に気づいていたのだろう。

医学史に残る画期的実験は1897年に実施された。用いられたのは犬。この実験をひと言でいえば、犬の血液を、海水を薄めた代替血漿と入れ替えたのだ。

「海水は血液の代用として機能する」。それを証明するためであった。

「生体の体液と海水は、同じ組成で、同じ働きをする」

自らの仮説を証明するため、犬を用い、実験は一般公衆の面前で3つの段階にわたって行なわれた。

◎犬は実験前より活発になった

第1の実験では、まず体重5kgの犬が用意された。犬の血液を抜き取り、血液の濃度と同じミネラル濃度に薄めて調整した同量の海水を血管に注入。見守る人々にとって、それは過酷な実験に見えた。

排泄する時間も与えず、血液を多量の海水に入れ替えたのだ。実験は90分を要した。注入した海水は3・5ℓに達し、犬は腹部がふくれ、グッタリと横たわっている。体温は下がり、腎臓の排泄機能も弱まった。生命活動も低下していった。

ところが、注入後はすぐに体温が上がり始め、生理作用は復活した。

そして、5日後には、犬はすっかり回復し、元気に尻尾を振り始めた。体重も元に戻った。このとき注入された海水は、犬の内部環境の総量の約3倍に達している。

カントンは次の結論に達した。

「海水で内部環境が置き換えられても、生命活動を妨げない。それどころか、犬は実験前より生き生きとして活発になった」

その公開実験で、以下の真理が証明された。

――海水によって生命細胞は完全な状態で生きる――

◎より「過酷」な第２の実験

続いて、第2の本格的な公開実験も同年に実施された。それは、世界を驚愕させることとなる。使用されたのは体重10kgの犬。実験方法は、より過酷となった。

まず血液を瀉血法で抜き取るのだ。極限まで血を抜く。その後に、前回同様、海水を注入する。人間で言うなら事故などで大量出血した状態にする。犬は失血死するかもしれない。カントンは、悲壮な覚悟で臨んだ。彼の直筆記録は生々しい。

「太腿静脈から犬の体重20分の１に相当する４２５ｇの瀉血を４分間にわたって実施。犬は角膜反応が消滅。もはや血を抜き取るのが不可能な状態となり、海水の注入を開始。11分間に海水５３２ccを注入。角膜反射を再び確認……」

極限まで犬の血液を抜き取り、次にほぼ同量の海水を注入したのだ。

それは体重60kgの人間換算で2・5ℓ強の血液を抜いたことになる。約一升瓶1本半！　卒倒する〝大量出血〟だ。

これだけの〝出血多量〟で、果たして生きていけるのか？素人どころか医学関係者ですら首を横に振るだろう。

しかし、これだけの大量失血にもかかわらず、カントンの犬は呼吸していた。むろんグッタリと衰弱状態。

次に、抜いた血液量をやや上回る海水を注入していく。注入後に、犬を休ませた。

「呼吸は極めて短く、荒い。毛布の上で横たわっている」（論文）

しかし、犬は5日を過ぎるころから急速に回復していった。

8日目。「元気あふれる様子を見せる。旺盛な活力は、引き続き数日にわたり確認された」（同）

最初に血液を抜き取り、直後に海水を注入する――。これは、大量出血の患者に、海水で〝輸血〟したこととまったく同じだ。

◎「新たな体液」の中で血球成分は増殖する！

この第2の実験では、以下が観察・証明された。

①急速な活力回復、②赤血球の急速再生、③白血球の増加、④感染に対する抵抗。

注目すべきは、注入された海水が、赤血球や白血球など血球成分を急激に増加させていることだ。白血球の一種、顆粒球は１時間に２、３倍の勢いで増えることが知られている。海水による〝輸血〟は、血球増殖を加速する。そして、白血球や赤血球、血小板などは、他の血球に変化する。それは、もはや〝医学の常識〟なのだ。

つまり大量失血しても、薄めた海水を注入すれば、その「新たな体液」の中で、血球成分は見る間に増殖して、正常な血液が生成されるのだ。つまり海水は、血液機能の再生をもたらす。白血球の再生は、感染に対する免疫機能を高め、赤血球の再生は、酸素と栄養供給で活力を回復させる。

こうして、カントンは以下の衝撃事実を証明した。

――「海水」は生体内の〝機能〟に働きかける優れた性質を有する――

まさに「海」は、生命の「母」だった！

この「カントンの犬」公開実験は世界中の新聞で報道され、一大センセーションを巻き起こした。実験の犬も、一躍、時の人ならぬ犬として世間の注目を集め、海水にちなみ「ソディウム」と命名された。それは〝ナトリウム〟の化学名である。

なんと、この犬は「血液を海水で入れ替える」実験後５年間も元気で生き続けた。その後、バスにはねられ命を落とすという不運に見舞われたが、この事故がなければさらに元気で長生きしたはずだ。

◎第3の実験・白血球は海水中で生きる

次にカントンは、多種類の動物を用いた第3の実験に挑戦する。

「白血球が海水中で生きる」ことを証明しようと試みたのだ。

使われたのは、①哺乳類（犬、うさぎ）、②両性類（カエル）、③爬虫類（トカゲ）、④魚類（テンチ=ドクターフィッシュ）、⑤鳥類（ハト）……地球上の代表的動物種をすべて網羅して実験に挑んだ。

血球胞の中でも、白血球は極めて繊細な細胞だ。どのような人工溶液でも生きていけない。適応できずすぐに死滅する。

カントンは、血液を各動物から採取し、それを海水で希釈して、白血球の動向を顕微鏡で固唾を呑んで注視した。白血球は、まったく血中と同じように自然に振る舞って生きている。実験はみごとに成功した！

どの動物も、海水に浸された白血球は、正常状態を保っていた。

「『癒着性』『屈折性』『アメーバー運動』など、生体内で見せる特徴的な現象が、海水中でも

観察された」（カントン論文）

第３の実験で証明されたのは以下の事実である。

――最過敏な細胞、白血球を、体内で血液と入れ替えた海水中で生かせる――

だからこそ、第１、第２の実験で、血液を海水に替えた犬が、元気に生き続けたのである。

臨床実験を行なっていれば、まさに近代医学は根底から覆されたかもしれない。しかし、彼は血液置換を臨床では行なわなかった。そこには見えざる医学界の圧力の大きさをうかがわせる。

◎生命は「母なる海」から生まれた

１９０４年、ルネ・カントンは、これら一連の実験結果から一冊の著作を著した。

タイトルは『有機体の環境としての海水』。わかりやすくいえば「生命を生かす海水」という意味だ。

生理学者カントンが「犬の血液を海水と入れ替える」という大胆な発想を思いついたのも、それまでに、生命の「海洋発生説」を深く理解し探求してきたからだ。

著作の冒頭も「あらゆる生体の起源は水生である」との書き出しで始まる。生理学の根本を彼は海に求めたのである。そして著書には、この理論の具体的証明が、実験によって綴られている。

「海水こそ、生命を生かす源である」

カントンは実証的な実験を繰り返し、以下の結論に至った。

——有機体の基本は4分類できる。

①内部環境（生体維持に不可欠な環境）

②細胞（生体構成物質）

③不活性物質

④分泌物

その生理メカニズムは、②細胞は、①内部環境から栄養を取り込み、老廃物を排泄する。③不活性物質は体内で細胞が生産した総合物質である。それは「結合組織」「上皮組織」「軟骨組織」「骨組織」などである。④分泌物は、生体が必要としている細胞活動の結果である。そして、「カントンの犬」などの綿密な実験で、これら生命活動は「海水によっても維持される」ことを証明した。まさに海水は「生命の母」なのだ。それを、彼は——海洋恒常性の法則——と命名した。

◎〝フランスのダーウィン〟への反目

カントンは既成学説に縛られない生理学者であった。

独立自尊の生き方は、ここに「カントン生理学」を打ち立てた。それは世間からは従来の生理学を根底からひっくり返すものと受け止められた。著作『有機体の環境としての海水』は学術書でありながら、学界だけでなく、大衆の間に広く反響を巻き起こした。公開された犬の実験等が、普通の人々にも、きわめてわかりやすかったこともある。同書は、フランス国内だけでなく、世界中で爆発的ベストセラーとなった。各国の新聞、月刊誌、週刊誌、科学誌などは、その業績を絶賛し、〝フランスのダーウィン〟と称えた。

フランス大手新聞は、こう評した。

「現代科学のバイブルの一つ」「カントン理論は、科学と哲学すべてを激変させた」「若き学者カントン氏の見事な研究は、生物学を激変させる」……。

次のような賛辞を捧げる新聞もあった。

「ルネ・カントンの後では、海は新しい表情を持つようになり、将来の世代は、われわれと異なる感情を持って海を見つめるだろう」

しかし、世上の絶賛と、学界の反応は、まったく別物だった。

時の学者たちは、カントン理論に反発と敵意をむき出しにした。それは、当時の生物学の大潮流であったダーウィニズムと、真っ向から対立する概念であったからだ。

世間の大多数の人々はカントンの『有機体の環境としての海水』をダーウィンの『種の起源』

に匹敵する快挙だと称賛していた。しかし、既成アカデミズムは、この学者の登場に反発したのだ。いつの世も同じ。既得権にしがみつく学者たちの小賢しい自己防衛本能である。

このように、出血時に輸血などする必要がないことは、ラントシュタイナーの血液型発見のはるか以前から大きな話題になって世の中には知られていた。もともと必要がないことをわかったうえで、あえて輸血が行なわれるようになったということをわれわれは知らなければならない。その理由は医学の〝本当の目的〟がわかれば納得できるはずである。

◎細菌病因論を根底から覆すカントン理論

しかし、カントンは、学界の反発などは意に介さなかった。

「海洋生命理論」とも言うべき理論を確立した彼は、次なるステップに踏み出した。

それが「海水療法」（タラソテラピー）の実践だ。

ちなみに語源は、ギリシア語〝タラサ〟（海）と〝テラペイア〟（看病）に由来する。

「カントンの犬」をはじめ一連の実験過程から、彼は「海洋理論こそ病気治療に直結する」という確信を深めた。実験を思い起こしてほしい。

「血液を海水に入れ替えた犬は、かえって活力が増した！」

これらの観察結果から「海水は生命力を活性化させる」と自信を得たのだ。

彼は次のように考察した。

①多くの病気の原因は、人体の内部環境バランスの乱れにある。
②損なわれたバランスを海水注入により元の状態に回復させる。
③この療法で、局所に現れた病気を治療することが可能となる。

これは、当時としては刮目すべき病因論だ。

なぜなら、当時のヨーロッパ医学界の寵児はルイ・パスツール（1822～1895）であった。彼は顕微鏡で、世界で初めて細菌の存在を発見した。

そして、「あらゆる病気は病原菌によって起こる！」と主張した。そして、それを予防する方法としてワクチン開発を唱えたのである。その研究は〝細菌学の父〟ドイツのロバート・コッホ（1843～1910）に引き継がれた。

「細菌病因説」は、こうしてゆるぎないものとなった。それは、近代医学の中心理論となったのである。

――細菌やウイルスなど病原体が万病を起こす――

それが、連綿として現代医学のルーツとなったことは、言うまでもない。

「カントンの方法は、当時の医学界の寵児だったパスツールとは正反対のものでした。『病因』をピンポイントで攻撃するパスツールの医学に対して、カントンの医学は、生体の全体的な『素質（基礎）』の復元を目指すものです」（『最強の免疫――ルネ・カントンの「海水療法」』日下部喜代子著、日本文芸社）

「病因」を部分ではなく、全体から捉える。ここでいう部分とは病原体であり、全体とは体質である。つまり、細菌やウイルスなどの病原体が増殖したのは、体質が悪化した結果である――という発想である。つまり、病原体は「原因」ではなく、「結果」なのである。だから、**近代医学は、二次的（セカンダリー）なものを一次的（プライマリー）と見誤っている！**

まさに、本末転倒とは、このことである。

カントンはパスツールに始まる近代医学の致命的欠陥をみごとに克服している。こうしてカントンは西洋医学の矛盾を根底から覆した。

◎「症状」は「病気」が治る治癒反応

近代医学は「症状」を「病気」と捉える。〝部分〟を〝全体〟と捉えているのだ。これは根本的に誤った見方である。

しかし、西洋医学は、いまだその間違いに気づいていない。風邪を引くと熱が出る。熱は、体温を上げて病原体を殺し、免疫力を強めるための自然治癒が発動した証しだ。つまり、発熱という症状は風邪という「病気」を治すための「治癒」反応なのだ。だから「病気」と「症状」が異なるのは自明である。

ところが、西洋医学は、その個々の「症状」を〝病気〟と勘違いしている。

だから、発熱という「症状」を抑えるため解熱剤を投与する。このような、対症療法としての薬物療法が近代から現代医学の主流となってしまった。

「病気」を治そうとする「治癒反応」を薬物で止めれば、「病気」は慢性化していく……という悪循環に陥る。その矛盾には、いまだ西洋医学の学者たちは気づいていない。

この過ちに対して、カントンは、病因を生体の全体的「素質」の悪化にあると捉える。これは、極めて東洋医学の発想に近い。東洋医学は「病因」を体質の悪化と捉えるからだ。

カントンは、病気の原因は「素質」の悪化にあると気づいた。そこで「海水療法」によって――素因を復元させれば、病気が治る――と考えた。これは、じつに正しい発想である。

つまり「海水を、人体の衰弱した部分と『交換』する」のだ。

こうして体質改善が病気回復につながる。それは万病に通じる真理である。医療の根本原理でもある。

ところが現代医学は、今も、誤った隘路《あいろ》に突き進んでいる。薬物や放射線などで「症状」を叩けば、病気は治る（!?）と、盲信し、突き進んでいる。

「現代医学は、根本的に誤った」

世界的な自然医学の権威、森下敬一博士（前出）は断言する。

現代医学は、あらゆる面で破綻し、崩壊している。それはパスツールに始まる病因論の致命的過ちに帰する。

しかし、近代以来の医学利権は、一貫してパスツールを称賛し、カントンを黙殺して現在に至る。医療マフィアの総本山、ロックフェラー財閥などがその典型だ。

カントンの「海水療法」（タラソテラピー）を、当時の医学界が完全黙殺した理由も同じく明解だ。


——海水で病気が治る？ なら商売にならん——

◎カントンの海水療法のめざましい効果

しかし、医学界の冷笑、弾圧もカントンに対しては無力だった。

「海水療法」の体質改善の効用を信じ、理想に燃えた彼は、真っ直ぐに歩み続けた。

数多の人命を救うため「海水療法」の海洋診療所をパリに開設。医学界は反発だけではなかった。多くの医師たちが、その理論に共鳴し、協力に駆けつけたのだ。

さらに当時、「海水療法」実践者はカントンだけではなかったことに注目すべきだ。

「カントンの犬」実験成功の影響は、フランス全土に広まっていた。

「海水が、体質改善と病気治療に効く！」

19世紀末から、すでに多くの医師たちが独自に「海水療法」を患者に施すようになっていた。

それは次のような、めざましい効果をあげている。

▼**チフス**：昏睡状態に陥った腸チフス末期患者に海水を静脈注射した。すると、患者はみるみる回復し、死地を脱したのだ。
▼**自殺未遂**：服毒自殺を図った若者の治癒例。海水の大量静脈注射を施すと見事に回復。
▼**肝硬変**：1、2日以内に死ぬとみなされた重症の肝硬変患者。「海水療法」を施すと、2週間後に退院できるまで回復した。
▼**遺伝病**：遺伝病を持つ母親たちへの治癒例。出生前に「海水療法」を施すと、遺伝疾患を持って産まれる子はゼロになった。

――「海水療法」は対症療法ではない。原理は、根本的な体質改善なので、適応症も驚くほど広く、多い。

▼**小児**：コレラ様腸炎／乳幼児中毒症／胃腸病／乳糖不耐症／栄養障害／梅毒／湿疹……。
▼**成人**：肺結核／消化不良／皮膚病／婦人病／精神障害／神経症／急性中毒／無力症／うつ

病／不眠症／老化／拒食症／貧血症／骨粗しょう症……。

まさに、体質改善なので万病に効果があることが、わかる。とりわけ、「海水療法」は小児疾患に目覚ましい成果をあげている。

適応症は、栄養失調、胃腸病、発育不全などから多岐にわたった。

◎海洋診療所は、世界各地に広まった

数多の子どもたちが、目覚ましい効果で救われた。評判が評判を呼び、カントン海洋診療所の門前には、瀕死の子どもを抱えた親たちが殺到し列をなした。

乳幼児に対して行なわれた治療例だけでも、その反響の大きさがわかる。「海水療法」を実施した乳幼児は、パリで10万人、リヨンでは15万人にも達した。

「多くの奇跡を目撃した人々は、カントンを人類の救世主とまで称えた」

『最強の免疫』(前出)で、カントンを日本に紹介した日下部喜代子氏は、その業績を称える。

「こうして海洋病院、海洋診療所は、世界各地に広まった」

カントンが行なった「海水療法」は、希釈海水の皮下注射である。さらに「海水」(カントン・アイソトニック)飲用療法でも治療効果があることも立証。１９５９年には仏タラソテラピー

協会が設立された。パリ司法局（控訴院）は「海水療法」（タラソテラピー）を、法的に次のように定義している。

「海水および海洋の大気、気候が持っているさまざまな特性を利用して行なう療法」

このように広義の「海水療法」は、注射や飲用だけでなく、温泉のような入浴療法、さらに海泥・海藻療法なども含む。

しかし、その圧倒的な勢いも次第に弱まっていった。

既存の医療利権から誹謗中傷が繰り返されたからだ。とくに、医学界からの攻撃は露骨だった。医師たちは「海水療法」批判の急先鋒となって圧力をかけてきた。彼らは、「治ってもらっては困る」とあらゆる手を使ってカントン攻撃を繰り広げたのだ。

こうして、希代の天才生理学者が提案した「海水療法」も、歴史の闇に次第に埋もれていったのだ。

◎カントンの遺志を受け継ぐ人々

しかし、その灯は消え失せたわけではない。

いまだ深く広く、世界各地で受け継がれている。日下部氏の著書『最強の免疫』（前出）は「海水療法」解説本として完璧。

日下部氏は、J・ベルナール・ルノーディ著『タラソテラピー』（白水社）の訳者でもある。彼女は帰国して都内に㈱D・S・Aを設立。カントン理論に基づく飲料「カントン・アイソトニック」等を輸入販売している。同社を尋ねると担当者が応対してくれた。

「『海水療法』は今も行なわれているんですよ。とくにスペインは研究と実践が盛んです。究極の自然療法として現地にはカントン研究所があります」

また、フランスにも臨床例が多く残されている。

「2004年には、カントン記念の100年祭が大々的に行なわれ、博士の曾孫の方まで参加したんですすよ」

いまだ「海水療法」の命脈はしっかりと保たれている。

◎塩水・リンゲル液では効果が弱まる

「海水治療なら安上がりだ」とだれでも思う。

「ところが、けっこう大変なんです」と担当者。説明によれば、汚染された海域では、もちろんダメ。海面から30メートルで太陽光が当たるギリギリの深さで採取する。その深さの海水には植物プランクトンが沢山集まり、無機質の有機変化が行なわれている。それゆえミネラルが生体に浸透しやすい海水なのだ。

第8章　医学理論を覆す「カントンの犬」の衝撃

採取はブルターニュの渦潮現象が見られる海域で行なわれる。採取すると不純物をろ過して、一切加熱処理などは施さず、冷蔵保存して、スペインの製薬プラント完全無菌室でガラス容器に充填して、完成する。

「塩水や生理食塩水（リンゲル液）でも同じ」、と思う方もいます。しかし、微量成分が違います。

だから、海水でないと真の効果はないのです」

「海水療法」が卓抜した効果を発揮するのにはもう一つ理由がある。それが含有される微量元素（オリゴエレマン）の効能である。その生理作用に注目してほしい。

生理食塩水、リンゲル液などには、これら有用成分は含まれない。

まさに、大自然の「生命の母」ゆえの滋養成分なのだ。

◎千島・森下学説と「カントンの犬」

「ガン治療に使える！」

「カントンの犬」のエピソードに私は直感的に思った。

なんとも興奮して、血が騒いだ。素晴らしい未来の代替療法になる！

「万病は血液の汚れから起こる」

これは、東洋医学の根本原理だ。血液の汚れを「汚血」という。

177

つまり、現代病のガンも糖尿病もすべて血液の汚れから発生する。「カントンの犬」は、汚れた血液を抜いて、海水と入れ替える。究極のデトックスだ。汚れた血が抜かれて体内浄化になる。放射能の内部被曝の浄化にも役立つ。ダイエット療法になる。

ここで、登場するのが千島・森下学説だ。その骨子は3つ。

① **腸管造血説**
② **細胞可逆説**
③ **細胞新生説**

古来、食は血となり肉となる……と言われる。つまり、「食物」は腸管で「赤血球」となり「肉」(体細胞)となる。ところが飢餓状態に置かれると、今度は肉や骨など「体細胞」が「血」(赤血球)に戻り、「食物」(栄養源)に戻って身体を養う。

つまり、血球は体細胞に、体細胞は血球に——。

至極あたりまえの理論と思える。しかし、西洋医学は、「血は骨からできる」という勘違いを踏襲してきた。骨髄細胞が赤血球に戻る「可逆反応」を、造血反応と見誤ったのだ。ちなみに話題のiPS細胞やSTAP細胞なども、本来の万能細胞である赤血球が、体細胞に変化する過程の「万能細胞」にすぎない。

元・新潟大学教授の安保徹博士は「人間の体は、もともと万能細胞だらけだよ」と、世間のｉＰＳ細胞騒動に苦笑いしておられた。

血を抜く。海水を入れる。すると、そこに肉や骨の体細胞が赤血球に変化して満たす。赤血球は白血球や顆粒球など他の血球に速やかに変化する。こうして、血液は急速に再生される。だから、「カントンの犬」は千島・森下学説を見事に証明している。

犬に注入された海水は血漿成分となる。一方、血球成分は肉や骨などの体細胞から生まれる。「肉」が「血」（赤血球）になるのだ。これが「細胞可逆説」だ。50年以上も前に成立した千島・森下学説。さらに100年前に成立したカントン学説。それが「カントンの犬」の実験を通じて、見事にここに邂逅《かいこう》した。

◎女性が男性より長生きする理由

「ガンは身体の〝浄血〟装置」と森下博士（前出）は言う。

たとえば、女性の生理とは一種の瀉血療法である、とみなせる。つまり、女性は毎月、汚血を排泄している。つまり一種の〝デトックス〟をしている、だから、男性に比べて寿命が長い、という説は説得力を持つ。

血液が汚れると、血液は腐敗し始める。それは、敗血症と呼ばれ発症すると1週間たらずで急死する。その悲劇を回避するために、身体は、体の中に〝ゴミ捨て場〟をつくる。それがガンなのだ。ある臓器が、体中の毒素を引き受ける。そうして、自らを犠牲にして、血液を浄化しているのだ。だから、ガンは身体が与えてくれた一種の、血液の〝浄化装置〟、ある意味で〝延命装置〟といえる。そう思うと、なんとありがたい存在だろう。ガンが成長するのは、血液が汚れ続けているからだ。ならば、血液の汚れをストップしてやれば、ガンは成長する意味もなくなる。

だから、断食や少食がガンに効くのも当たり前。さらに、「カントンの犬」のように汚れた血液を抜き、海水と交換する。すると、身体に注入された海水中に、汚れたガン細胞が赤血球となって溶け出てくる。その汚れた血をきれいな海水と交換する。これを繰り返せば、ガンの毒素は、見る間に体外に排毒されていき、身体は浄化され、ガンは縮小、消滅していく。よって、「カントンの犬」は究極のガン治療を暗示しているのだ。

さらにはガンだけでない。現代のほとんどの病は過食と汚染によってもたらされる。糖尿病や肥満などの生活習慣病は、その典型だ。

同じメカニズムで、心臓病や肝臓、腎臓など万病が快癒していくことも確実だ。

◎瀉血療法＋海水療法……未来医療革命へ

「カントンの犬」は、汚れた血、過剰な血を抜く。それは、瀉血療法（排毒療法）そのもの。医聖ヒポクラテスも瀉血療法を行なっていた。古代メソポタミア文明の遺跡には、カップリング療法の壁画が残されている。これは、別名「吸玉療法」と呼ばれる。

小さい器の中で火を燃やし体表面に当てて陰圧で汚血を体表面まで吸い出す。針などで小さい傷をつけておくと、汚血を吸い出すことができる。それは、液体というよりレバー状。世界中の民族で、伝承医療として、この「吸玉療法」は、行なわれてきた。沖縄では〝ブーブー〟と呼ばれる伝統医療として、今も広く行なわれている。

拙著『3日食べなきゃ、7割治る！』でも詳しく述べているが、万病は体質の汚れから発する。食を断てば、身体は自浄する。だから、ファスティング（断食）は、万病を癒す妙法なのだ。「吸玉療法」も、体毒（汚血）を皮下に吸い出し、血流で排毒する。

「カントンの犬」の海水療法は、これら排毒だけではなく、血漿成分（海水）を注入する。そのとき、海水の微量成分による体質改善効果がプラスされる。よって、それは究極の未来医療となりうるだろう。さらに、それは究極のガン医療でもあるのだ。

◎輸血に替わる究極の未来療法を証明する「カントンの犬」

「カントンの犬」――その原理は、ガン治療や体内浄化などに希望をつなぐだけではない。それは「輸血」に替わる医療となりうる。近代医学、最大の失敗「輸血」は、すぐにでも禁止されるべきだ。「それは、暴論だ！」と医学界どころか一般社会からも轟々たる反論が起きるだろう。

しかし、なんら心配はいらない。「カントンの犬」こそ〝輸血不要論〟の証明となる。すなわち、ルネ・カントンが証明した「海水療法」こそ「輸血療法」に完全に代替する究極の未来療法なのだ。「カントンの犬」はそれを証明した。

しかし、日本では今なお年間約120万人の患者に輸血が投与されており、そのうち副作用で約10万人が〝殺されている〟可能性がある。

◎「輸血しないと死にますよ！」と言われたら…

本書では「輸血」を断固拒否することをすすめる。

では、どうしたらいいか？

貧血の場合であれば、体液が減っているわけではないのでそもそも余計なものを入れる必要がない。輸血でヘモグロビン値Hbが上がっても見せかけの数値が上がっているだけで効果はない。失血している場合は、水分と電解質（ミネラル分）を補給すれば済む。もっとも医療現場でおなじみなのが、「リンゲル液」だ。

輸血拒否する。すると主治医は血相を変えて怒鳴るだろう。

「輸血しないと死にますよ！」

なら、**あなたは落ち着いてこう言うべきだ。**

「電解質液を点滴してください」

電解質液より、もっと効果があるのは？

もはや言うまでもない。薄めた海水の代替血漿だ。市販されているものでいえば、カントン「海洋研究所」が生産し、販売している商品名〝カントン・プラズマ〟である。海水から精製された血漿成分だ。

◎海水療法とホメオパシー医療

「海水療法」の効能を高く評価したのがホメオパシー医療だ。

ホメオパシーは同種療法と呼ばれる。それは、生体のホメオスターシス（恒常性維持機能）を刺激して、病気を癒す治療法である。

たとえば、風邪における発熱は風邪を治す自然治癒反応だ。西洋医学は、解熱剤などを投与して熱を下げようとする。症状を病気とみなし、薬物（化学毒）に対する生体の毒物反射を主作用（効能）として利用する。症状は、病気を治すための治癒反応だ。それを逆に妨げる。だから逆症療法とも呼ばれる。治癒を妨げれば、病気は治らず、悪化して、慢性化する。

これに対し、ホメオパシーは、逆に熱を出すものを患者に与えて、発熱（治癒反応）を促す。つまり、発熱させる物質を投与する。それを〝レメディ〟と呼ぶ。一種の〝毒〟だが、それを数億、数兆分の1に希釈した液を投与する。その物質の〝波動エネルギー〟を利用している、といわれる。〝レメディ〟は草根木皮から動物など多種を極める。

私は、直感的に〝西洋の漢方〟だと、理解した。ちなみに資格を持つ専門医はホメオパスと呼ばれる。

1908年、ホメオパシー医療は「海水療法」を〝レメディ〟として採用している。当時、米国の国立機関ホメオパシー協会には8000人以上の臨床医が加盟しており、カントンの「海水療法」を臨床治療に積極的に取り入れていた。彼らは海水内の微量元素（オリゴエレマン）の治癒作用に着目していたのだ。

ちなみに、チャールズ皇太子をはじめ、英国王室の専従医はホメオパスという。あのロックフェラー一族も製薬業で巨万の富を得ながら、現代医学も薬物療法もまったく信用していない。主治医は、すべてホメオパスというから呆れる。**王族も巨大資本家もホメオパシー医療に依存している。現代医学に対するその優位性は歴然だ。**

◎現代に受け継がれるカントン医療

１９５６年には、パリ国際会議で「血漿より海水のほうが、明らかに優れる」と発表された。海水から開発した「カントン血漿」（カントン・プラズマ）の医学的優位性が立証された。２００４年、パリで大々的に「カントン百年祭」が開催された。「海水療法」実践の臨床医たちが一堂に参集した。

ジャック・ドネ医師は小児科医で、臨床で多くのカントン治療を実践。マリ・ジョゼ・ステリング医師はスイス輸血医学協会会長で元ジュネーブ大学、血漿輸血センター責任者だ。「カントン血漿」の臨床研究で知られる。スイスの歯科医ニコラ・ステリング博士は、歯槽膿漏の患者の歯茎にカントン血漿を注射することで高い治療効果をあげている。

同年、フランスのマルコ・パヤ医師は、国営ラジオで「カントン医療」に関して2時間にわたり講演を行なった。聴衆は「海水療法」の目覚ましい治療実績の列挙に驚いている。「アトピー性皮膚炎」「甲状腺機能低下症」「腰痛」「骨粗しょう症」「ガン」「乾せん」「妊娠中水銀汚染」「老化予防」「浮腫（むくみ）」「肝機能活性」など。同医師はカントン医療の継承者で「海水療法」の第一人者。スペインのカントン研究所を営んでいる。その命脈は、生き生きと引き継がれている。

◎末期乳ガンを縮小させた「海水療法」

ガン治療にもカントン療法が着目された。

「万病は、内部環境バランスの乱れから発生する」

それはガンにも当てはまる。当時、カントン理論に着目したドイツ人学者ロベール・シモン博士は、1907年、一冊の著書を著す。一人の乳ガン患者の症例が目をひく。

手術を受けたのちに、ガンが再発した女性。すでに、腕に痛みをともなうむくみが出現。腋下や頸部リンパ節全体にガン再発が見られ、末期的症状だった。

シモン博士は、患者の体内で「内部環境の乱れが生じている」と考え、カントン「海水療法」を試みた。患者に希釈したアイソトニック（体液にほぼ等しい浸透圧を持つ電解質）状態の海水を注入したのだ。

「すると、腫瘍が小さくなり、腕のむくみが消え、病状は少しずつ正常に戻った」（『最強の免疫』前出）

海水により内部環境の調和が回復したのだ。この成果で、シモン博士はミネラル補給の重大さに関心を示した。

◎微量元素の調和が健康のカギ

オリゴエレマンの働き

鉄(Fe)	赤血球を増やす
銅(Cu)	生体内でさまざまな物質を作り、老化を防ぐ
亜鉛(Zn)	タンパク質を作り、脳の働きを助ける
マンガン(Mn)	成長に関わり、神経の興奮を抑える
コバルト(Co)	神経機能を良くする
モリブデン(Mo)	体の恒常性に役立つ
バナジウム(V)	血中のコレステロール蓄積を防ぐ
セレン(Se)	体の組織を若く保ち、関節炎を防ぐ
ヨウ素(I)	余分な脂肪を取り除き、毛髪・爪・皮膚・歯の成長を促す

「ガンは部分病ではなく全体病である」

もはや現代医学界でも、認めざるを得ない真理だ。では「海水療法」でなぜガンが退縮するのか？　それは体液バランスが回復したからだ。

そこで、着目すべきが微量元素（オリゴエレマン）の働き。人体を構成する主要元素は、酸素、炭素、水素、窒素の４つ。これら４大元素で全体の96％を占める。残り４％が無機質（ミネラル）である。ミネラルのうち、比較的多いものがリン、イオウ、ナトリウム、カリウム、マグネシウム、カルシウム、塩素。これら7元素は「体液をアルカリに保つ」「臓器の機能を調整」など、恒常性（ホメオスターシス）を維持する。３番目に多く含まれる微量元素群がオリゴエレマンだ。

各々、重大な生命活動に関わっている。それ以外にも、ケイ素、ヒ素、ホウ素、コバルト、クロム、パナジウム、ニッケル、カドミウム、スズ……など、ほとんどの元素があげられる。これらが欠けると、体内酵素が活性化されない、遺伝細胞内の核酸（ＤＮＡ、ＲＮＡ）が異常を起こす、栄養素を取り込めない、などの障害が起きる。ただし、各種オリゴエレマンの詳しい働きは、いまだ解明されていない。

◎生理食塩水、リンゲル液の限界

「ミネラル欠乏はもちろんですが、過剰状態も生体の大きな不調になることがあります。（略）工業化した国々ではオリゴエレマンの失調がさまざまな機能障害の原因になっています」（前著）

とりわけ現代人は免疫力が低下している。その原因の一つに微量元素の不足をあげる研究者も少なくない。

その大きな元凶に、戦後の化学塩の普及がある。イオン交換膜で海水中の微量元素を除去して、純粋のＮａＣｌ（塩化ナトリウム）にしてしまった！

「何でも精製すればよい」と盲信した現代科学の致命的失敗の一つだ。

また、この化学塩と、昔ながらの海水塩をいっしょくたにして「塩のとりすぎは体によくない」と騒ぐ健康論もまた、滑稽だ。

カントン「海水療法」は、海水と同じ成分バランスの微量元素を補給する。

ミネラル・バランスの比較

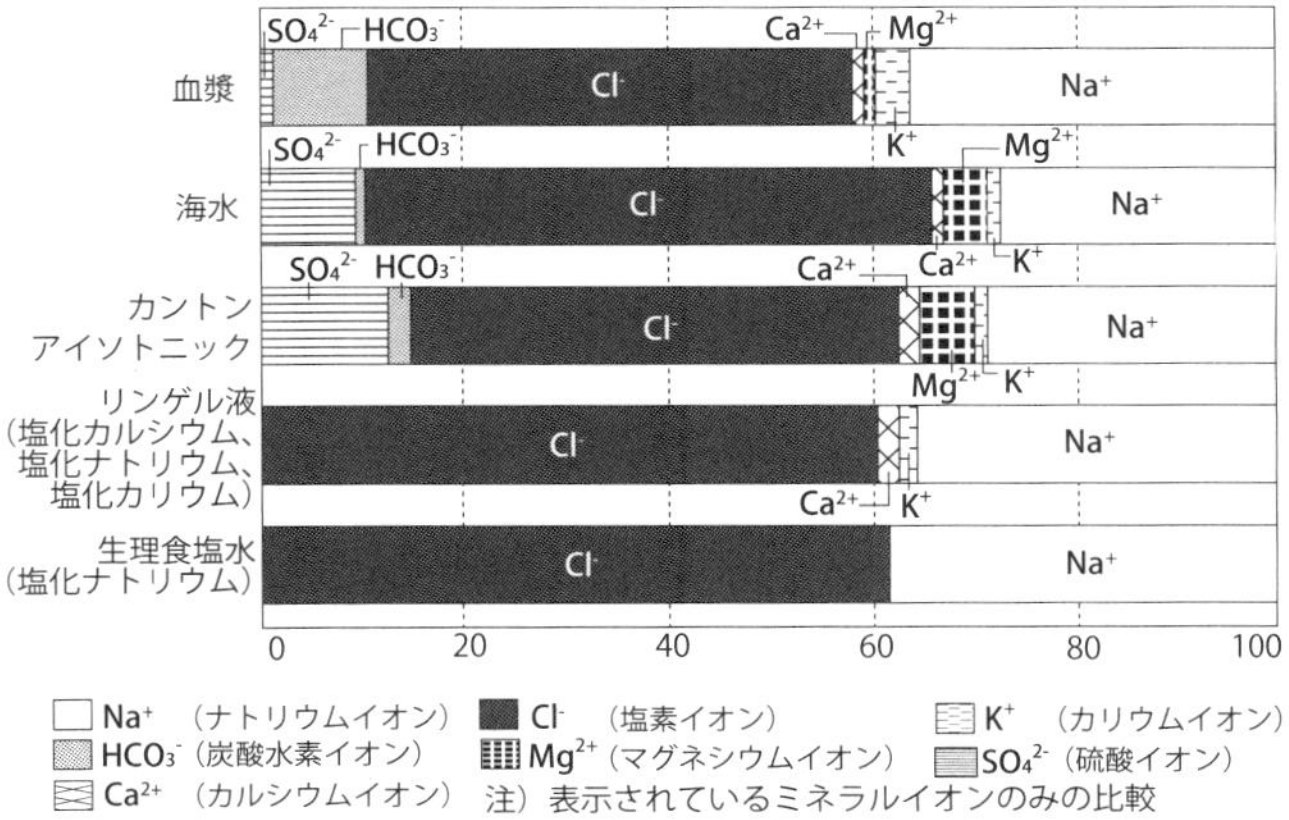

上の表は、「血漿」「海水」「カントン・アイソトニック」「リンゲル液」「生理食塩水」の微量元素を比較したもの。「血漿」と「海水」とがかなり似ていることがわかる。生理食塩水は、海水とは似ても似つかぬ。リンゲル液も海水とは異なる。逆にカントン・アイソトニックは、ほとんど海水と同じであることがわかる。

その「海水療法」で体液バランスが回復する。するとホメオスターシスを加速する自然治癒力が働き、ガンすらも回復していく。

◎厳選ポイントで採取〝活きた海水〟

ちなみに、海水なら何でも大丈夫かといえば、そうでもない。

カントン「海水療法」で使用される「カントン・アイソトニック」には以下の特徴がある。ポイントは「白血球が生き続けられる」こと。それには完全ミネラル・バランスが保たれていなければならない。元素比が体内環境と同一の海水そのものだからこそ、体内環境は矛盾なく復元される。

具体的には――。

①**厳選ポイント**：採取海域の厳選。海水は渦巻き(ヴォルテックス)現象の存在するスポット（潜在エネルギーが高い）。

②**活きた海水**：食物連鎖海洋生物群集（ビオセノーズ・マリンヌ）が渦巻き中心に見られる。食物連鎖で植物・動物プランクトンが豊富に集まる。採取海水は、これら生物体を経た高純度イオン化ミネラルを含む。ミネラル吸収効果が抜群。「活きている海水」なのだ。

③**希釈法**：カントンは海水を蒸留水ではなく、湧き水で薄めている。ミネラルの有効成分がそのまま体内に取り込める。

④**滅菌法**：熱処理ではなく、ろ過滅菌。よって海水の抗菌性が失われない。

⑤**イオン化ミネラル**：イオン化されたミネラルは細胞膜をスムーズに通過する。2003年、アメリカのピーター・アグレらは「すべてのミネラルイオンには細胞膜を通過する各々経路が存在する」ことを発見しノーベル化学賞を受賞している。多くの病因は、これら通過ルートの機能低下と見られる。「海水療法」はそのイオン吸収能力を向上させる。

１９８２年以前には、「海水療法」のカントン・アイソトニックは医薬品として認可されていた。当時は立派な医薬品だったのである。その適応症は以下のとおり。

▼**乳幼児**：胃腸炎、中毒症、湿疹、未熟児、出生前治療。

▼**成人**：貧血、無力症、過労、老化、胃腸炎、便秘、赤痢、肺結核、多発性硬化症。

▼**婦人科**：妊娠中のおう吐、子宮膣感染症および鬱血。

▼**眼科・耳鼻咽喉科**：コリーザ、鼻炎、副鼻腔炎。

▼**皮膚疾患**：湿疹、じんましん、幹せん、アレルギー、感染性皮膚炎、火傷……。

その病理的な特徴をひと言でいえば「だれでもＯＫ。禁忌無し。副作用なし」。

徳島大学の武田克之名誉教授は、カントンの偉大な業績をこう称えている。

「理論をもって現実に向かい、現実の中に理念を問う知性のあり方――理想主義的、現実主義――が、ルネ・カントンの海洋理論における科学的思考の発展過程に脈々と生きていることを知り、感動した」

海水を薄めたものと、羊水とは、浸透圧や成分が同等である。

「懐かしく、眺めいたりし、海水に、初に触れしは、母の羊水」（武田克之教授、『最強の免疫』前出）

第9章 吸血ビジネスの大崩壊が始まった

船瀬俊介

◎「カントンの犬」の教訓

「もし、赤血球が今日の新薬であるなら、認可を得るのは至難であろう」（ジェフリー・マックロー博士）

「でも、輸血で助かった人もいるじゃない？」

こう思う方もたくさんいるだろう。

はっきり言おう。それは、輸血で助かったのではない。世界中の人々がデタラメな偽医学理論にダマされていたのである。

それらは輸血製剤に含まれる「水分」と「電解質ミネラル」の補給で助かったのだ。だから、患者に投与するものは血液である理由は、まったくない。

血液をすべて海水から作られた代替血漿に置き換えても、その犬は生きていた。それどころか、より生き生きと活発になったのだ。カントンが犬に与えたのは血液ではない。「生命の母」なる海水だ。そこには「水分」と、体液バランスと同じ「ミネラル」（微量元素）が含まれている。

血液を抜いて、水分とミネラル分のみの海水を注入しただけで、「カントンの犬」の体内の血液は急速に回復し、血管を満たした。

その血液は、いったいどこから生まれたのか？

その血球成分は、いったいどこから出現したのだろう？

それは、体細胞が血球に戻ったのだ。「細胞可逆説」。これは千島・森下学説の基本理論だ（前出）。すでに50年以上も前に、その理論は確立され実証されている。

「食」は「血」となり「肉」となる。

すなわち食物は腸管で造血され、赤血球となる。赤血球は万能細胞から体細胞（肉や骨）に変化する。さらに、飢餓状態などでは、体細胞は赤血球など血球細胞に戻り、さらに、それは栄養源として生体を養う。つまり「肉」は「血」となり「食」に戻る。

じつにシンプルだ。生命とは、こうして融通無碍で千変万化する。

しかし、大多数の医者たちは、この当たり前の真理が理解できない。

◎近代医学を支配するロックフェラー財閥

「当たり前」を理解させないできたのは、巨大な医療利権だ。その正体は、ロックフェラーやロスチャイルド財閥に代表される超巨大資本だ。

とくにロックフェラー財閥は、近代医学を根底から支配してきた。

「健康はすべての人々に関心のあるテーマである。しかし、薬を販売したり、医療行為を行うのは、営利を目的とした企業や病院である」「医療の分野の本当の危機、すなわち世界規模の陰謀が、この領域に侵食していることが明らかになった」（『復刻版　医療殺戮』ヒカルランド）

これは世界的ジャーナリスト、ユースタス・マリンズ氏の告発である。

「陰謀の目的は、人々の健康を計画的に非常に低いレベルに低下させることにある」（マリンズ氏）

大衆を不健康にし、病人を大量に作りだせば、医薬品も売れ、病院も莫大な利益をあげることができる。

「この陰謀は、単に金銭的な利益を増大させるだけでは満足しないが、それでも故意に人々の健康を悪化させて得た利益は、今や１兆ドルにもたっしている」（マリンズ氏）

ここまで読んで、陰謀論と毛嫌いして、反発する人もいるかもしれない。

しかし、今や、〝彼ら〟は陰謀どころか堂々と、人類の健康破壊に日々、いそしんでいる。

「薬は本来〝毒〟である」

これは、あらゆる医療関係者が認めている。しかし、その〝毒〟をテレビＣＭなどで堂々と流し、〝洗脳〟し、莫大な利益をあげている。病院は、馬に食わせるくらいの大量の〝毒〟を処方し、患者に「死ぬまで飲め」と命じる。人々は、唯々諾々とその厳命に従う。

まるで、家畜である。そう、まさに〝彼ら〟の究極目的は、人類の家畜化なのである。

「〝かれら〟にとって、もっとも重要なのは、悪質にも健康問題を利用して、国際政治上の野望、すなわち最終的に世界中の人々を冷酷な『新世界秩序』に服従させることである」（同書）

◎国際医療マフィアの企て

『復刻版　医療殺戮』（前出）は〝彼ら〟国際的な製薬トラストと医療独占体制（Medical Monopoly）の悪意を完膚なきまでに暴いている。

〝彼ら〟は、ひと言でいえば国際医療マフィアだ。

その狙いとは、「世界化学トラストの製造した化学物質を使わない（伝統的な）医学的療法のすべてを、違法治療として断罪しようと企てている」「私は、化学トラストを構成する企業の所有者たちを調査していくうちに、ロスチャイルド＝ロックフェラーの世界秩序（世界権力）

の一部である中央銀行（米国連邦準備銀行）の黒幕たちに突き当たった」。

〝彼ら〟は経済を通じてアメリカを支配し、世界を掌握している。

「そもそも中央銀行は、紙幣を印刷する権限が政府から与えられているため、ロックフェラー家は、このペーパーマネーを使って、1914年までに、米国全土の医者たちを完全に掌握した」「〝かれら〟は米国の医療をナチュロパシー（自然療法）やホメオパシー（同種療法）から無理やりにアロパシー（対症療法）へと変更した。アロパシーとはロスチャイルド家が発達させたドイツの医療制度（近代医学）である」「アロパシーは、ナチュロパシー、ホメオパシーに対し、敵対関係にある。なぜなら、アロパシーは、体にとって自然な治療法のすべてを禁じ、その代わりに化学薬品や危険な外科手術、長期間の入院などを強制するからである」（マリンズ氏）

◎ロックフェラー一族は薬を信用しない

ここで、皮肉なエピソードを一つ付け足さなければならない。

ロックフェラー一族の暮らしぶりが明らかになっている。彼らは、医薬品を一切信用せず、薬は絶対に飲まない。近代医学の医者たちを一切近づけない。なんと、彼らの主治医は、ホメオパシーの専門医たちなのだ！

人類に投与して暴利を上げた医薬品を一切拒絶、そして医者も信用しない。弾圧してきた代替療法を一族は受け入れている。

つまり〝彼ら〟は、人類という〝家畜〟の飼主なのだ。

〝家畜〟に施す措置を、飼主が受け入れるわけにはいかない。

むろん飼主たちは、輸血を受けることもないだろう。血液製剤なども爪ではじき飛ばす。それが無効かつ危険極まりないことを、とっくに知っている。では、なぜ有害無益な「輸血」「血液製剤」を世界中にアロパシー（近代医学）として普及させたのか？

それは、家畜用に開発させた医療技術だからだ。つまり、病気を増産し、自分たちの構築した医猟産業に巨利をもたらすためである。

◎「9割の医療は慢性病に無力だ」

マリンズ氏が尊敬してやまない一人の医師がいる。

ロバート・S・メンデルソン博士。故人だが、今でもアメリカでもっとも誠実な医者として称えられている。「博士は医療独占体制に反対し、忌憚《きたん》のない発言をしてきた数少ない医師の一人」とマリンズ氏は称賛する。

メンデルソン博士は、「救命医療を除く9割の医療は慢性病にまったく無力である」と断言、それは「患者を治すどころか、悪化させ、死なせている」。

そして、こう言い切るのだ。

「地上から医療の九割が消えれば、人々はより健康な人生を送れるだろう。それは、私の信念である」（『医者が患者をだますとき』ＰＨＰ文庫）

◎〝死の教会〟の4つの〝毒水〟

メンデルソン博士は、病院という死神の教会には〝4つの聖水〟が捧げられると言う。

もともと聖水とは教会で信者たちにまかれる清めの水だ。しかし、〝死の教会〟でまかれるのは〝毒水〟だ。

それは――①**予防接種**、②**フッ化物添加水**、③**輸血・点滴**、④**硝酸銀**である。

そして博士はこう断言する。「安全性が疑わしい。使うべきでない」

近代医学の病院という〝死の教会〟の〝毒水〟の一つが「輸血」なのだ。

博士は、医療の世界で輸血がもたらす惨状を目撃してきたからこそ、それを〝毒水〟の一つにあげたのだ。

なのである。

◎まったく進歩していない輸血の基本思想

医学の歴史は、試行錯誤の歴史でもある。

そのほとんどは無残な失敗に終わっている。輸血の歴史もまた、その失敗の歴史の積み重ねなのである。

1600年代に、ようやく「心臓によって血液は全身を巡っている」という「血液循環」が発見されている。さらに動物解剖学で「出血すれば循環血液量が減り死亡する」と結論づけられた。それは、輸血による救命の可能性に至っている。この考えは、現代医学の「輸血論」にそのまま引き継がれている。

つまり、輸血の基本思想は、400年間、まったく進歩していないのだ。

大量出血して、死亡する患者を前に、医者たちはこう思った。

「出血した！」「なら、血を入れろ！」

最初に、輸血用に試みられたのは、なんと動物の血液である。

1665年、ルイ14世の侍医ジャン・ドニ医師は、貧血の成人に小羊の血液輸血を試みている。しかし、強烈な副作用で患者はすぐに死亡した。

その2年後、ドニ医師は躁病の男性患者に子牛の血液を輸血している。一時、患者の容体は回復したかに見えたが、精神状態は悪化し、ほどなく息を引き取った。このようにドニ医師が動物の血液を患者の体内に注入したことは、フランス国内で騒然とした論議を巻き起こした。

結局、１６７０年、輸血は国法で禁止とされた。ついで英国議会も禁止。さらにローマ教皇まで禁止の布告を出した。

以来、医療現場で１５０年間、輸血行為はなりを潜めた。

◎血液代用の「生理食塩水」の発明

１８００年代、英国の産科医ジェームズ・ブランデルは「人間の血液で輸血すべきだ」と主張。彼の輸血療法は、再び注目を集め、実施する医師も増えてきた。

しかし、１８７３年、ショッキングな警告が発せられた。

「輸血を受けた患者の半数以上が死んでいる！」

ポーランドの医師Ｆ・ゲゼリウスによる警鐘で、輸血治療は一気に下火となった。

ところが１８７８年、画期的な医学発明がなされた。

フランスの医師ジョルジュ・エイアムは生理食塩水を発明した。

「血液の代用として、輸血で使用できる！」「血液と異なり、凝固せず、副作用もない」「簡単に運搬もできる」

素晴らしいのひと言である。エイアムは「水」と「塩分」で、大量出血の患者も救えることを発見したのだ。まさに彼こそ、ルネ・カントンのさきがけといえる。

彼の主張は、医学界に大反響をまきおこし「生理食塩水」による補給は、広く行なわれていくようになった。

「ところが不思議なことに、ほどなくして世論は再び血液を支持するようになりました。なぜでしょうか？」（「エホバの証人」サイト）

◎血液型の発見で「型が合えば安全だ！」

1900年、「生理食塩水」に真っ向から反発する発表が行なわれた。

オーストリアの病理学者K・ラントシュタイナーが、「各種血液型A・B・O型を発見した」と主張したのだ。それは、A、B、O型に三分類された。「一つの血液型が、他の血液型に適合するとはかぎらない」。つまり、過去の輸血の多くが不幸な失敗に終わったのも「血液型が異なったから」と主張した。

さらに1902年、血液学者デ・カストロがAB型を発見。これら4つの血液型の発見は、世界の医学界に大反響を巻き起こした。

「事前に献血者と輸血者の血液型が適合するのを確認すれば、輸血事故は避けられる」

医学界は、喜びに沸き返った。こうして、エイアムの「生理食塩水」補給法は、あっという間に忘れ去られた。

「血液型さえ守れば、輸血は極めて有効だ」

多くの医師たちは、確信を深めた。さらに、医学教育でも輸血療法が指導されるようになった。

それは、近代医学の悪意に満ちた罠であった。本書をここまで読んだ読者ならうなずかれるはずだ。

◎近代医学は、〝野戦病院〟の医学

世界の医学界を輸血に駆り立てたのは、戦争である。

第一次世界大戦――。続出する負傷兵たちに輸血が大量に行なわれたのだ。しかし、血液はすぐに凝固する宿命があった。しかし、抗凝固剤（クエン酸ナトリウム）が開発され、血液の保存と戦場への運搬が可能になった。それは、まさに奇跡ととらえられた。

「あたかも太陽が止まったかのようだった」

当時の高名な医師Ｂ・バーハイム博士は書き残している。当時の医学界においては、輸血は救命のための天啓とも思える医療だったのだ。

また、20世紀は、まさに〝戦争の世紀〟。世界中はひきもきらず戦争に明け暮れていた（じつは、それもロスチャイルドなどが仕掛けた戦争ビジネスだったが……)。

「近代医学は、〝野戦病院〟の医学なんです」

森下敬一博士(前出)は、断言する。

「切ったり、縫ったり、繋いだりね……(苦笑)」

戦場では手足を失ったり、深い傷を負う兵士が続出する。まず、出血多量の兵士たちの救命措置として行なわれたのが輸血なのだ。だから、輸血は近代医療として不可欠なものとして位置付けられた。

その他、麻酔術や消毒術、外科手術など、〝野戦病院〟で生まれた医療は、現在も緊急救命医療で活かされている。

しかし、それが万能ではないことは、輸血医療を検証しただけで十分だろう。

◎ロックフェラー研究所と輸血利権

野戦病院の時代から、輸血による重大副作用は多発していたはずだ。

しかし、GVHDなどによる急死にも注意を払われなかった。おそらく、感染症など他の病気として〝処理〟されたはずだ。また、輸血液による肝炎などの感染症も、まったく顧みられなかった。砲弾飛び交う戦場では、それどころではなかった。そういう言い訳もできるだろう。しかし、問題の根は深かった。

莫大な輸血利権に目を付けたのがロックフェラー一族だ。

「魔法の杖を一振りして医療に大改革をもたらし、独占支配体制を確立した魔法使いは、誰であったのだろうか？それはほかでもない、世界一の大金持ちで強欲な独占者ジョン・D・ロックフェラーである」（マリンズ氏）

なにしろ同財閥は**「19世紀から世界医療の独占体制を築くため日夜奮闘してきた」**のだ。

◎血液型発見という血液ビジネスにとっての曙光

〝彼ら〟が目を付けた相手がラントシュタイナーだ。その血液型発見は、ロックフェラー医療独占体制が狙う血液ビジネスにとって曙光《しょこう》だった。

ロックフェラー財閥は、医学教育を支配するため、まずロックフェラー研究所を設立、世界の有望な研究者を迎え入れ、厚遇した。〝有望〟とは、言うまでもなく、〝彼ら〟の利権にとってという意味である。かの野口英世もロックフェラーに目を付けられ、研究所に招聘されている。同様に、ラントシュタイナーも招かれている。

１９３０年、彼が血液型の発見によりノーベル医学賞を受賞していることに注目。それは、まさにロックフェラー財閥のお膳立てであろう。

ロックフェラー研究所は、のちにロックフェラー大学に改められ、数多くのノーベル賞受賞者を輩出している。

◎〝愛国者〟を利用して稼ぐ

〝彼ら〟の血液ビジネス独占は着々と進められた。

1936年、シカゴに世界初の「血液銀行」が設立された。〝銀行〟（バンク）という名に着目してほしい。まさに、ロックフェラー財閥は〝血液〟を莫大な利益を生む〝通貨〟とみなした。この後、第二次世界大戦が勃発。数多くの「血液銀行」が世界中に設立され、保存血液が大量に戦場に供給された。こうして、ブラッド・ビジネスはロックフェラー財閥に驚倒する利益をもたらした。

第二次世界大戦は血液ビジネスにとって、目の眩む無限の〝市場〟となった。

血液需要は沸騰し、大衆も高揚した。「いますぐ輸血！」「あなたの血が〝彼ら〟を救う」。戦意高揚もかねた、輸血推進ポスターが町中にあふれた。

過熱したスローガンの効果か、第二次世界大戦中にアメリカでは1300万単位の献血が行なわれた。ロンドンでも推定26万ℓの輸血用の血液が集荷され、戦場に送り出された。

「献血キャンペーン」は「愛国キャンペーン」と重なり、熱に浮かされたような輸血ブームがまき起こった。それらは陰で操るロックフェラー財閥に巨万の富をもたらした。〝彼ら〟は武器ビジネスで稼ぎ、さらに輸血ビジネスでも稼いだのだ。

戦争とはつねに、闇の勢力が仕掛ける〝ビジネス〟なのである。

しかし、いつの世でも、**近視眼的で好戦的な〝愛国者〟たちには、その深謀遠慮はまったく目に入らない。**

◎戦争が加速させた血液ビジネス

狂気の戦争は、狂気の輸血ビジネスを加速させた。

第二次世界大戦後、輸血による外科手術が標準医療となった。

「手術に輸血はつきもの」という観念が医学界に定着したのだ。こうして……「血液供給を目的とする、年間数十億ドル規模の世界的な産業が誕生しました」（「エホバの証人」サイト）

ロックフェラー財閥などの医療マフィアは、医薬品についで血液という利権体制を確立したのだ。

しかし……。大戦の熱気に隠されていた輸血の暗黒面が出現してきた。

１９５０年、朝鮮戦争が引き起こされた。この戦争でも負傷兵が続出。そして輸血を施された兵士に肝炎が続出したのだ。感染者数は、第二次世界大戦中の約3倍に達した。輸血をすれば血液供給者を汚染していた病原体が、患者に感染することは当たり前。しかし、その事実は隠蔽され輸血ビジネスは強行されていったのだ。感染症が次の利益をもたらすからだ。

しかし、感染症という輸血の重大副作用は隠し切れるものではなかった。

１９７０年代――。

米国疾病予防管理センター（ＣＤＣ）は衝撃発表を行なった。

「輸血に伴う肝炎で、毎年、推定３５００人が死亡している」

ところが、これはあまりに少ない見積もりだ。本当の死者は、その10倍以上と見なされている。

これら肝炎のほとんどはＢ型肝炎であった。感染症続発に対抗して、提供者の血液検査を改良し、献血者を厳選することでＢ型肝炎の感染者はなんとか、減らすことができた。

ところが、Ｃ型肝炎という新型ウイルスが登場してきた。一難去ってまた一難……。Ｃ型肝炎ウイルスに感染したアメリカ人は推定４００万人。うち数十万人は輸血が原因という。

◎B型、C型肝炎、そしてエイズ……

１９８０代――。

さらに恐怖の病原体が出現した。エイズ（ＨＩＶ）である。それは、米軍が極秘に開発した生物兵器であった。エイズは軍部が人体実験を行なった刑務所の囚人たちが釈放されると、ホモセクシャルや麻薬針の使い回しなどで、爆発的に感染を拡大させていった。

「当初、血液銀行側は、自分たちの供給する血液が汚染されている可能性を、なかなか認めようとしませんでした」「多くの血液銀行は、ＨＩＶの脅威に最初は懐疑的でした。ブルース・エバットは感染症について『それはまるで、砂漠からフラリと現れた人が〝私は宇宙人を見た〟と言うようなものだった。皆は話は聞いたが、信じなかった』」（「エホバの証人」サイト）

これは、いかにも血液マフィア寄りの発言だ。

吸血ビジネスとしてはエイズ・ウイルスによる血液汚染を絶対に認めるわけにはいかなかった。認めた瞬間、莫大な吸血利権がふっとんでしまうからだ。

しかし、臭いものに蓋も限度がある。

各国でＨＩＶ汚染血液のスキャンダルが噴出してきた。フランスでは１９８２年から85年の間に、輸血が原因で推定６０００～８０００人がエイズ感染している。

全米ではエイズ感染者全体の10％は輸血由来と見られている。

輸血による悲劇は発展途上国のほうが深刻だ。パキスタンのエイズ症例の40％が輸血が原因なのだ。発展途上国では血液検査体制が不備で、それが高率感染を招いている。

◎輸血ビジネスの表向きの目的と〝真の目的〟

「医療機関の血液は、輸送機関の石油に匹敵する」（ペンシルバニア大学生命倫理センター所長、A・カプラン）

つまり、血液なくして、現代医猟ビジネスはもはや成り立たない。輸血ビジネスは、いまや巨大産業と化している。

現在、2億単位もの血液が人間の体から抜き取られている。その膨大な量は、800万人もの血液量に相当する。

表向きの目的は「病気の人々を助けるため」である。しかし、本当の目的は感染症を蔓延させ、発病させて、「病院と製薬会社の利益を助けるため」なのだ。

戦争の目的は「国を救うため」という。しかし、真の目的は「軍事産業を救うため」なのだ。

輸血と戦争……両者は、いずれも地球を支配する巨大資本に資する点で共通している。吸血ビジネスは飽くことを知らない。

◎GVHDより危険な副作用

さらに輸血には、盲点と言える重大副作用がある。

それが、輸血関連急性肺障害（ＴＲＡＬＩ）だ。今やＧＶＨＤより危険と言われる。１９９０年代に初めて報告された。患者は輸血直後、突発する免疫異常で呼吸困難に陥り急死する。

「輸血後、数時間以内に、非心原性の急激な肺水腫による呼吸困難を呈する重篤な輸血副作用」

（『輸血情報』日本赤十字社）

この急性肺障害により、毎年、数百人の死亡が確認されている。しかし、症状に気づかない医療関係者が少なくないため、実際の数はさらに多いと指摘する専門家もいる。

すでに、アメリカでは輸血関連死では、ＴＲＡＬＩは最多の死亡例が報告されている（２００７～11年）。

かつて最悪の副作用死ＧＶＨＤは、98年以降、放射線照射で〝根絶した〟とされる。ところが、さらなる悪夢が患者を襲っている。この急激な呼吸困難死は、輸血液の放射線照射でもまったく防げない。

◎発症メカニズムはいまだ不明

そして、その発症のメカニズムは、いまだ解明されていない。『ニューサイエンティスト』誌（英文）は、こう推論している。

「この障害を引き起こす血液は、主に輸血を何度も受けたことのある人など、過去にさまざまなタイプの血液にさらされた人から採血されたようだ」「血液銀行にとって、すでにエイズなど知名度の高い病気より深刻な問題となっている」と報告されている。

副作用報告は04年からしか集計されていない（疑症例も含む）。新しい輸血脅威であることがわかる。

報告例は３０９件だが、これも氷山の一角。その約１００倍、約3万件と推計するのが妥当だと思える。日本赤十字が輸血用血液の「医薬品添付文書」に重大副作用として「警告」したのも98年からだ。それ以前の犠牲者たちは、闇に葬られたことになる。昔から、患者が急性肺障害を起こすことは知られていたのだが……。

具体的症状は――。

「輸血後に喘鳴《ゼイメイ》、低酸素血症、チアノーゼ（唇が紫）、肺水腫（肺に水が溜まる）など」。それに、致死性の重大副作用ＴＲＡＬＩが加わった。

「これらの症状があらわれた場合には、ただちに輸血を中止し、酸素投与、呼吸管理等の適切な処置を行う」（「添付文書」より）

具体的対症法は「酸素療法」（人工呼吸器の使用も）、「薬物療法」（「副腎皮質ステロイド剤」。血管透過性亢進の改善のため。ただし「効果あり」の証明はないとは！）、「昇圧剤」（重篤で血圧低下を起こしているときに使用）。

しかし、これら緊急救命措置でも救えぬ犠牲者が続発しているのだ。

◎わが身、わが子なら同意するか？

さらに良心的な医者たちは、輸血基準が一貫していない現状に驚きを隠さない。

「輸血は厳密に定義されていない医療行為だ」「普遍的ガイドライン導入は難しい」（ガブリエル・ペドロサ博士）

輸血に「適応症」「禁忌」「用量」「用法」さらに「使用方法」などは、「医薬品添付文書」を検証しても、あいまいなままだ。

つまり、**輸血するしないも、どれだけ輸血するか、どこで止めるかも、現場の医師の判断（裁量権）に委ねられている。**言い方を変えれば、使い放題。打ち放題。

そこには、「どうぞ輸血しまくってください」「たっぷり稼がせてください」という血液マフィアの思惑が見えてくる。

しかし、医療現場で「野放し」「無制限」ほど、恐ろしいことはない。

その恐ろしい事態が、おびただしい輸血犠牲者たちの〝死骸の山脈〟を築いてきたのだ。

医学者たちの反省と自責も深い。

「輸血は、生体組織の移植であり、軽々しく決定するものではない」（エディンバラ・スコットランド輸血サービス、ブライアン・マクレランド代表）

血液ビジネスの現場からも内部告発の声が上がっている。彼の次の自責の言葉を、世界の医師は、胸に刻むべきだろう。

――それがもし、自分やわが子だったら、輸血に同意するだろうか？――

◎輸血崩壊を決定づける論文

「輸血するほど死亡率は高い」「輸血が多いほど予後が悪化」「輸血自体に毒性がある」

輸血神話を完全崩壊させるデータがある。それが「赤血球製剤使用状況調査、総括報告書」だ。著者は比留間潔医師。彼は厚労省の「赤血球製剤の使用に関する小委員会」座長を務めた人物。

それまで、赤血球製剤は「急性および慢性の失血や貧血に対して、臓器への酸素運搬や循環血液量の維持を目的に行なわれる極めて有効な治療法」とみなされてきた。つまり、輸血は出血や貧血患者に対して、ヘモグロビン酸素運搬の大切な役割を果たすという。しかし、比留間氏は一方、耳を疑う事実を告白している。

「しかし、これらの目的を達成するための輸血に踏み切るヘモグロビンHb値（輸血トリガー）や維持すべきHb値は、必ずしも定まっていないのが現状である」

つまり、**輸血はいつスタートすべきか？いつストップすべきか？輸血開始値も終了値も決まっていない。**そんなアバウトな医療が存在するのか！

比留間氏は、カナダの衝撃論文を発見する。

「臨床患者の赤血球輸血で、ヘモグロビンHb値を高く維持したほうが、死亡率は高い」。つまり「Hb値を高くすると患者は死ぬ。輸血しなければ患者は助かる」。

◎輸血を多くすると2倍死ぬ

このカナダの論文は集中治療室（ＩＣＵ）入室72時間以内の患者を対象にしている（Hb値９・０g／dℓ未満）。それをＡ群：「大量輸血群」４２０例と、Ｂ群：「制限輸血群」４１８例と、ほぼ同数に分類。

▼Ａ群：「大量輸血群」：10・０g／dℓで赤血球輸血を行ない、10・０～12・０g／dℓと高めに維持した。

▼Ｂ群：「制限輸血群」：70・０g／dℓで赤血球輸血を行ない、７・０～９・０g／dℓと低めに維持した。

30日間、観察を続けた。結果は「死亡率はA群16・1%、B群8・7%と約2倍の大差がついた」。多く輸血すると2倍死ぬ……！

「赤血球輸血を多くするほど、予後が悪化する」「赤血球輸血自体に、患者生命を脅かす毒性がある」（比留間論文）。

◎〝黄色い血〟とヘモグロビン仮説の崩壊

現代医学は、「ヘモグロビンを構成する鉄分が酸素と化合し、酸素を末端組織まで運ぶ」と説明してきた。これは医学どころか生物学の基本常識とされている。

かつて戦後一時期、〝黄色い血液〟が社会問題になった。貧しさゆえに売血する人が市井に溢れ、彼らの一部は売血を頻繁に繰り返し、ついには血球再生能力が追いつかず、売血が〝黄色く〟なってしまうケースが続出したのだ。

なぜ、黄色い血液となったのか？ それは、血漿自体の色が黄色だからだ。つまり、血色素（ヘモグロビン濃度Hb）数値がかなり少なくなったため、血液が血漿自体の色になったわけである。

しかし、売血者は酸素欠乏で行き倒れたわけではない。それどころか、血を売り、現金を手にするため売血所を転々と渡り歩いて、売血を続けていたのだ。

ここで、赤血球のヘモグロビン（血色素）のみが「血中で酸素を運搬する」という医学の定義に重大疑義が生じる。

この事実は「ヘモグロビンのみが酸素を運搬する」という考えすらも、再検証を必要とするものだ。それはヘモグロビン仮説でしかなかった。身体の抹消組織に酸素を運搬する機能は血漿など他の成分にも備わっていたことは、もはや疑う余地はない。

知人のドクターに尋ねると「水だって酸素が溶けるのだから、血漿が酸素を運搬しても、何の不思議もない」と明快に答えた。

こうして近代医学の〝輸血神話〟は、根底から完全崩壊した。そればかりか、医療界全体がこのまま輸血を続けていけば、巨大な薬害事件が進行していくことになる。

◎「カントンの犬は初耳」厚労省

政府は、これまでの疑惑にどう答えるのか？

まずは輸血の監督官庁、厚労省を直撃した。

輸血の安全性について電話で問い合わせる。すると「ご不安に関しましては、日赤に聞かれるのがよろしいかと……」（受付窓口）。

体のいい責任逃れ。たらい回し。「責任官庁だから応える義務がある」と食い下がる。何度かやりとりして、やっと担当部署「血液対策課」に回された。

——「輸血は危険」「受けないほうがいい」という意見がある。ショック死や呼吸困難、肺障害、肝炎など重大副作用がある。一方、最近の文献によれば「輸血で治った」というのは「水分と電解質（ミネラル）補給で助かった」という。さらに無輸血手術も行なわれている。水分とリンゲル液補給で助かるのなら危険な輸血や血液製剤は無意味だ。厚労省は、それを指導すればいい。厚労省の見解はどうなのか？「輸血は危険」と患者への同意書にも書いてある。

厚労省：一定のリスクはありますね。同意書の「必要項目」にもキチンと書いています。

——水分とミネラル補給で血球細胞はどんどん増える。「カントンの犬」実験がある。1897年、フランスの生理学者が犬の血液を、薄めた海水と入れ替えたら、ピンピン元気になった。

厚労省：そういう話は聞いたことはありません（苦笑）。文献があれば逆に教えていただきたい。

——証明されたのは、結局、水分とミネラルで輸血の代替になるという事実だ。文献はネットなどで出回っている。だったら輸血の必要はないはずなのに医者は「輸血しないと助からない」と脅す。水分とミネラルによる輸血代替の研究は厚労省はしていないのか？

厚労省：それは……していないですね。

◎水分とミネラル補給の代替療法を！

――水分とミネラル補給なら副作用はない。あと輸血は肺障害で急死すると聞いてビックリした。水分とミネラルの補給で助かるなら推奨すればいい。なら副作用はまったくない。

厚労省：おっしゃるとおり、ある程度、輸血にともなうリスクは絶対あります。まあ……代替療法は推奨されてませんね（苦笑）。

――厚労省が推奨するんでしょ！　聞いたことなければ推奨するわけないか（笑）。代替液の研究はしてほしい。

厚労省：ご要望として、もし可能性があれば対応させていただきます。

――輸血した患者ほど、予後が悪いという国際的データもある。水分とミネラル補給を厚労省は実証試験して代替療法として広めるべきだ。

厚労省：そういう方向性があれば、ぜひ研究したほうがいい。

――それまでは、危険性がある従来の輸血を推進するということですか？国民は金がかからない、生命が助かる医療を求めている。そっちをやったほうがいい。

厚労省：それは、そうです。科学的に立証されるのであれば……。

——文献は出回っている。だから知っててやらなきゃ薬害エイズ事件と同じ。あとで非難轟々となりますよ。

厚労省：いちど、調べさせていただきます。

戸惑いつつも誠実に耳を傾けていただいた担当者に深く感謝したい。

結論からいえば、厚労省は、輸血の安全性に対する不安に対しては日赤に丸投げの姿勢だ。少なくとも「血液対策課」担当者には、輸血や血液製剤の代替療法や無輸血手術の知識は、まったくない。ただし、前向きな検討は約束してくれた（リップサービスでなければ……）。

◎「輸血に見解を述べる立場にない」（赤十字社広報）

日本での献血、血液製剤の製造、供給の〝血液事業〟を独占しているのが日本赤十字社だ。いわば、国内の吸血ビジネスの総本山。輸血問題を問うなら日赤を避けては通れない。日本赤十字社は広報担当が応対してくれた。

——輸血同意書にサインを求められるが、最近は「輸血は危険」といわれている。「輸血で助かった」というのは、じつは「水分と電解質補給で助かった」という。だから「輸血は無意味」との情報がネットでも出回っている。さらに、輸血はＧＶＨＤ、急性肺障害、感染症など、いろんな致死的副作用がある。なら輸血せず水分・ミネラル補給したほうがはるかに助かる。電解質バランス液など打てば済む話でしょう？「カントンの犬」という実験があります。犬の血液と薄めた海水を入れ替えたら、なんとピンピン元気に生き返った。だから水分とミネラル補給で十分。あとは血球がどんどん増殖する。輸血は必要ないのです。日赤の考えはどうですか？

日赤：「カントンの犬」は聞いたことがあります。

しかし、日本赤十字社としては、輸血について見解を述べる立場にはありません。われわれは献血をしていただき輸血用の血液製剤を医療機関にお渡ししている唯一の機関です。実際に輸血用血液を使うか、使わないかジャッジするのは医療機関です。だから、輸血より、よりよいものがあれば、おっしゃるとおりですね。輸血には感染症や、人の血液を体に入れるという副作用もございます。できるならやらないほうがよい。

◎他の選択があるなら輸血はナンセンス

――水分とミネラル補給で済むのですよ。

日赤：他の選択肢があるのに、輸血が行なわれるなら、それはナンセンスだと思います。ただし、輸血液は血球を持っています。この機能は電解質などで補えない。それがひとつ事実としてあると思う。その血球機能が必要な場合に輸血する。なければしない。そう認識しています。

――世界は無輸血の方向に動いています。それについては？

日赤：日本は血液製剤（アルブミン製剤）を大量濫用した時期があった。栄養剤のような感じで投与されていた。「適正に使ってください」というお願いを日赤、国からもして、適正使用されるようになった、そういう経緯はあります。

――C型肝炎を多発させたフィブリノゲンは出産時の止血用に大量に使われた。裁判にもなっています。

日赤：当時の検査精度と関わってきます。一概には言えない。検査してわかっていれば当然使用しない。危険とわかるものを輸血に使用することは現実にはない。

――「輸血ガイドライン」は患者も見ることはできるのですか？

日赤：ネット閲覧できます。入力キーワードは「輸血療法の実施に関する指針」（平成17年9月、改定版）です。冒頭に「輸血療法の考え方」という解説があり、それが申しあげた内容です。

◎儲かるから使っている？

――「カントンの犬」は面白い。しかし、水とミネラル補給では日赤さんは儲からないですよね。だけど、犠牲者や副作用が減って、国民が幸せになるのなら、そちらのほうがいいんじゃないですか？

日赤：そうですが……輸血は使う必要があるので使っている。不要であったら使わない。それが大前提です。

――お医者さんは「儲かるから」使っている？

日赤：申しあげる立場にありません。必要があるのでお届けしている。必要がなくなれば、なくなるでしょう。山中教授のｉＰＳ細胞などの研究で、血液が作れるようになればわれわれがあえて献血をお願いすることもなくなりますね。

――「カントンの犬」のような輸血の代替研究はやっていない？

日赤：ｉＰＳ細胞に関連する研究は、一部、日赤でもやっています。

――「カントンの犬」が生き返ったのは、「食」は「血」となり「肉」となる。逆に、血球細胞がなくなると体細胞が赤血球に戻っていく……。千島学説で唱えられています。それなら水分とミネラルさえ補給すれば、後は体細胞が血球細胞に戻る。だから、輸血する必要はない。子どもでもわかる話です。ｉＰＳ細胞もその理論の流れなのです。今までの学問を根底からひっくり返す説だから、日赤さんとしては、受け入れられないということですか？

日赤：千島列島の千島ですか？初耳です。現状では、必要とされているもの（血液）を提供する。われわれは、営利でやっているのではありませんので……。

血液供給側の日赤は「使う」「使わない」を判断する立場にもないと言う。それは、現場の医者の判断と言う。監督官庁も血液事業主も、結局は責任逃れ。それだけ輸血の正当性が揺らいでいるのだ。

◎美智子様が名誉総裁で最高位

——日赤って株式会社ではないのですか？

日赤：ないですね。非常に括りが難しい特殊法人です。社団、財団でもない。赤十字社は世界各国にあり「一国に一社」原則がある。日本には日本赤十字社法という法律がある。それに基づいています。管轄は、血液事業に関しては「人の生命を守る」という立場から病院などと一緒で厚労省になります。

——美智子様が総裁だとか？

日赤：名誉総裁です。一番えらい役職が皇后陛下です。その下に総裁はいなくて社長がいます。事務方トップというニュアンスですね。一般の株式会社などとつくりが違う。運営は取締役会でなく、日本全国にいる理事さんが集まって最高議決します。

——理事さんはだれが選ぶの？

日赤：日赤は1年間に５００円以上の付与資金を納めた方を〝社員〟と呼ぶ。その社員の中から選ばれた方が理事になる。寄付された方々は個人もあり法人もあります。

――地域の自治会で集める項目に「日赤寄付金」があったが、あれか!?

日赤：そういうご寄付をいただいたところから大震災のときの救援なども行なっています。

それ以外にも災害対策の寄付をいただいたり。ただし赤十字社は全世界同じではない。また、国際赤十字社の管轄でもない。

◎スイスのアンリ・デュナンが創設

――赤十字とは、いつできたのですか？

日赤：１８７７年、西南戦争のとき日赤の考え方のベースをつくった博愛社がルーツ。西郷さんの側も、政府の側も、共に助けようと。

――ナイチンゲール精神だ！

日赤：そのちょっと前、１８５９年、イタリア統一戦争で、スイス人のアンリ・デュナンが「敵も味方も区別なく助ける」と活動した。同じ思想ですね。彼が国際赤十字の創設者。１８６４年、国際赤十字の組織が誕生している。日本赤十字社は、血液事業もやっていますが、世界的に赤十字がそこまでやるのは、あまりない。血液供給事業は二十数カ国の赤十字社が行なっています。献血をしてもらい、血液製剤を製造して、供給する事業を行なっています。一部は日赤以外の製薬会社が製造しています。しかし輸血用のほとんどは日赤が供給しています。輸血には血液製剤も含まれます。

◎赤十字の〝医療奴隷〟をつくる罠

広報担当者は淡々と答えている。しかし、日本赤十字社本体の姿は悪魔的だ。

日赤は、「献血、輸血こそが人々を救っている」と、大衆を騙して、医療産業に暴利をもたらす〝医療奴隷〟を作り続けてきた。

輸血は人間を〝医療奴隷〟にするために仕組まれた生物兵器剤の罠だったのだ。他人の血液は、入れられた人にとって、大変な異物、毒物であり、体中に負担をかけ、病気を作りだす。医薬品の本当の正体が「病気を作りだす」発病剤であるのと同様に、輸血にも騙されている。日赤の裏の顔は、まさに、悪の顔。そして、表は愛の顔……。その落差に、目まいを覚えるだろう。

他人の血液を大量に投与されると、多臓器不全を起こし、その毒性で早いときでは1時間から数日で死亡が多発している。にもかかわらず、それらのほとんどが病気や事故死にカモフラージュされている。その事実に大衆が気づいたときに、日赤は天文学的な損害賠償によって、崩壊する。

「赤十字社は、その正体と意図を偽装するため、地球上のどの団体、どの業界より、崇高に美しく、人道的な団体であるか人々に思い込ませておく必要があったのです。そのため赤十字社は献血運動に莫大な費用を投じて『人を救うのは人間だ』などと崇高さを演出しています。実態は『人を殺すのは人間です』。それは、あたかもトイレの悪臭が強ければ強いほど、より強力な芳香剤で悪臭をごまかさなければならないのと同様です」（マスナガ氏）

あなたの中で、もう一つの〝神話〟が崩壊したのではないか？

第10章 国際赤十字の闇、日赤利権の闇

内海聡

◎赤い楯と赤い十字

前章までを総括すると、輸血に関する医療は、到底「医療」などと呼べるものではなく、利権と病気悪化を目的とした「医猟ビジネス」と断ぜざるを得ない。

しかし、ではなぜこのような吸血ビジネスが蔓延するのか、その根幹的な原因についても当然追及しなければならないだろう。

つまり赤十字の闇、日赤利権の闇、そしてロスチャイルド家に通じる赤い楯と赤い十字の闇だ。これを解き明かさずして血液の闇を解明したことにはならない。

この闇には、世界中の王侯貴族や日本の天皇家も関係している。それをどう考えるかは日本人それぞれの考えにまかせたい。

◎国際赤十字のシステム

国際赤十字のシステムは、戦傷者を救うために設立されたことになっているが、はっきり言えばこれは建前である。赤十字社は輸血だけではなく、医療や戦争に絡むさまざまな犯罪の温床になっているが、一般人が気づくことは決してない。

それを隠すために赤十字社は、自らの犯罪を崇高にカモフラージュするための偽装活動を繰り返してきた。表向きは「人道支援」を偽装する必要があったのである。

輸血を原因としたさまざまな感染症も、赤十字と、裏で糸を引くロックフェラーやロスチャイルドに代表される優生学者たちの計算の中にあった。〝彼ら〟の手法として慈善事業の中に悪を組み込むというやり方があるが、輸血と献血の関係はまさにそれである。

献血、輸血は医猟産業にとって優れた人口削減方法であり、〝彼ら〟の欲望を満たすためのゲームであるといえるかもしれない。本書を読むまで、読者のあなたとて赤十字がそのような組織であると考えたことはなかったはずだ。

では、ここでは、前章で船瀬氏が述べたことと重ならないかたちで、赤十字とはいったいどんな組織なのかを検討してみる。

◎表は崇高な人道的団体

スイスの実業家であるアンリ・デュナンは「①人道、②中立、③公平、④独立、⑤奉仕、⑥単一、⑦世界性」の原則を掲げ、国際赤十字社を創設した。

「国の内外を問わず、戦争や大規模な事故や災害の際に、敵味方の区別なく中立機関として、人道的支援を行う」（『ウィキペディア百科辞典』）と謳われる、世界各国に存在する人道的な活動団体である。

組織的には、ジュネーブ条約と、それに基づく国内法で、特殊な法人格権限を与えられた団体である。

ちなみに、赤十字のマークが「十字軍を連想させる」という理由で、イスラム圏の国々では、代わりに新月をマークにして「赤新月社」と呼ばれ、２０１１年時点で、52カ国に赤十字社、34カ国に「赤新月社」が存在する。

さらに、従軍看護婦として、近代看護を確立したナイチンゲールを記念して創設された勲章「フローレンス・ナイチンゲール記章」は、赤十字の名において捧げられる。

◎献血は国家を挙げての大事業

日本赤十字社の前身は、大給恒と佐野常民らが、西南戦争時に熊本に設立した「博愛社」とされている。この博愛社は、1886年にジュネーヴ条約に調印した政府の方針により日本赤十字社と改称した。

博愛という言葉からは、いわゆるフリーメーソンとのかかわりが想起されるが、陰謀論に関する知識については拙著『99%の人が知らないこの世界の秘密』(イースト・プレス)で詳しく記載してあるので、興味ある方はお読みいただきたい。

そして、日本赤十字社は、1952年、日本赤十字法という法律で設立された認可法人となる。その主要業務が献血の推進と、輸血・血液製剤の製造・供給なのだ。突然、愛の人道組織が、血生臭くなってくる。

たとえば〝Love in Action!〟という活動を展開している。それは「献血は、愛のアクションン!」という意味だ。おなじみ「20歳の献血キャンペーン」も、その一環なのだ。

献血募集は、政府、都道府県、日赤と三位一体。つまり国家挙げての大事業であり、赤十字社のホームページでは、こう呼びかけている。

「輸血用血液は、年間を通じて安定的に確保することが大切です。今年は、献血用キャラクター、〝けんけつちゃん〟を全体に配置し、けんけつちゃんの親しみやすいイメージで、『献血でつながるいのち、ありがとう』のキャンペーンメッセージを発信します」

◎皇室と表裏一体となっている組織

日本赤十字社の「事業内容」は、「日本赤十字法に基づく病院施設等の運営、災害救援活動など」である。従業員数は5万9042人の大所帯（2010年4月16日現在）。「名誉総裁は皇后、名誉副総裁には、代議員会の議決に基づき、各皇族が就任している」。代表者である社長は、近衛忠煇（旧公爵、近衛家当主。夫人は三笠宮崇仁親王第一女子である近衛甯子）となっている。

ここまで皇室と表裏一体となっている民間組織は他にない。皇族が組織の長を占める理由がどこにあるのだろうか？

皇室は古くから赤十字活動に熱心であり、日本でも明治天皇皇后が積極的に活動に参加していた。戦前の日赤の管轄官庁は宮内省であり、太平洋戦争後の昭和27年に日赤は再発足している。日赤自体は認可法人であり純粋な民間企業ではない。現在、日本赤十字社は厚生労働省の管轄下にあるが、美智子皇后が名誉総裁、名誉副総裁が皇太子・浩宮である。

日赤の代表者＝社長は近衛忠煇氏で、平成21年にアジア人で最初の国際赤十字・赤新月社連盟会長に選ばれている。彼の兄が細川護熙元総理だ。

◎国内の吸血ビジネスの総本山・日赤

日本での献血、血液製剤の製造、供給の〝血液事業〟を独占しているのが日本赤十字社だ。いわば、国内の吸血ビジネスの総本山、輸血問題を問うなら日赤を避けては通れない。

前述のとおり、そもそも日赤は株式会社ではない。赤十字社は世界各国にあり「一国に一社」原則があり、日本では日本赤十字社法という法律によって規定されている。管轄は、血液事業に関しては「人の生命を守る」という立場から病院などと一緒で厚労省になる。

組織上のトップ・名誉総裁である美智子皇后の下に総裁はおらず社長がいるという構図になっている。運営は取締役会でなく、日本全国にいる理事が集まって最高議決をする。日赤は1年間に500円以上の付与資金を納めた人を〝社員〟と呼ぶ。その社員の中から選ばれた人が理事になり、その権限を得る。

ちなみに日本赤十字社は血液事業を主としているが、世界中の赤十字がそこまでやっているわけではなく、血液供給事業を行なっているのは二十数カ国の赤十字社であるそうだ。

しかし本書を読んだ方にはおわかりかもしれないが、愛という言葉を使いながら、その愛はすでにゆがんだ形のものとなっている。そして、それを気づかせないところに赤十字の真骨頂がある。

◎日赤と天皇家の関係

赤十字と天皇家の関係について記した書のひとつに、吉田祐二著『天皇財閥——皇室による経済支配の構造』（学研パブリッシング）がある。同書より少し引用してみよう。

日赤ホームページによると、平成二十年度の決算報告では一兆円を超える規模であり、うち血液事業が一五〇〇億円、医療施設事業が八〇〇〇億円を占めている。一見すると善意のかたまりのような団体だが、内部の不透明性を指摘している本もある。松倉哲也の『現代の聖域日本赤十字（奉仕者の善意を裏切る虚像と実像）』によると、日赤は非課税にもかかわらず診療報酬が開業医と同じであったり、献血された血液が製薬会社に売られていたり、治療用の血液も「在庫調整」のために捨てられていたりといった不祥事が告発されている。（同書）

日赤は血液製剤という有害極まりないものを商品として扱っておきながら、さらにこのようなシステム上の特権まで与えられており、その闇の一端が垣間見える。

「現人神」（あらひとがみ、あきつかみ）という天皇イデオロギーから解放された現代の日本人は、一転して、戦後は天皇を、平和を愛好する「象徴」としての立憲君主とみなしている。これが現在の一般的な天皇に対する理解である。しかし、事実はそのどちらとも異なる。天皇は、日本を代表する複数の国策企業の大株、ご主であり、なかんずく日本銀行の、過半数を超える株式を持つ大投資家であった。本書ではそのことを明らかにする。また、この天皇財閥という枠組みを用いることにより、昭和前期からの日本の行動がよく理解できるようになる。明治から昭和に至る日本の近代史は、要するに天皇財閥の興亡のことである。日本の対外侵略とは、天皇財閥の対外経営戦略であり、敗戦はその破局的な終わり方だったのである。（同書）

同書では、天皇の経営という考えのみに終始しているが、それが天皇主導によるものであるのか、天皇が利用されているにすぎないのかは私には判断できない。第1章で船瀬氏が指摘しているように、天皇の死因が輸血にあったとするならば、後者の可能性が高いことになるのだが……。

ただ明らかなのは、これまでの章でも述べてきたように、**血液自体が大きな利権ビジネスとなっており、赤十字はそれを会社として担っていて、天皇家はそのトップであり、これ自体が一つのタブーになっている**ということだ。

三菱や三井は財閥家族が持ち株会社の株を所有するが、天皇家は持ち株会社と同等の機能を有する宮内省を支配したのである。どういうことかと言えば、宮内省は「皇室のための御用ならなんでもした」のであり、それは皇室の財産・山林管理や投資、大企業の株の管理運用、配当金の扱いなどである。宮内省は戦後、宮内庁に変更されて、そのまま引き継がれている。財務省や外務省などと違って、その古色蒼然とした建物は実に皇居のなかにある。1〜2度用あって訪ねたことがあるが、坂下門で皇宮警察のチェックを受けないと入っていけない。「陛下のお側にいて…」という理屈なのだろうが、実態は天皇家の財産管理を担当しているから、厳重なセキュリティのために皇居内に置かれていると見たほうがいい。（同書）

宮内庁と天皇家との複雑な関係についての真実は一市民である私にはわからないが、この問題を日赤と宮内庁の癒着という視点で捉え直してみるのは重要かもしれない。

◎戦争ビジネスのための赤十字

『日本のいちばん醜い日』（鬼塚英昭著、成甲書房）という本でも赤十字と天皇家のことが触れられている。赤十字についてはこうした見方もできるという一例として興味深い記述である。

こちらも引用してみよう。

赤十字は、戦争ビジネス（軍産複合体ビジネス）をスムーズに長く行うために作られたものだ。太平洋戦争中、アメリカは日本に石油を輸出することを禁止したが赤十字の船が抜け道であった。赤十字の船は国際条約で攻撃できないことになっているのでそれを利用して、太平洋の委任統治領から日本へ向けて石油や重要物資（タングステン・四塩化メチルなど）が日本赤十字の船で送られた。それだけではなく、アジア各地で日本軍が略奪した金、銀、プラチナ、宝石といった財宝も赤十字の船で日本に運ばれている。それらはマルフクという金貨に変えられ現地に送られ、物資を購入する代金の支払いに利用された。そして余った分はスイスにある財閥や天皇家の秘密銀行に入れられた。戦争が長引けば長引くほど天皇一族と天皇一族を支えた財閥の資産は増えていったのだ。（同書）

2001年8月13日、共同通信社は、スイス政府とスイスの赤十字委員会（ICRC）が1945年8月、終戦直前に作成した公文書を報道している。その内容を簡潔にまとめると以下のようになる。

終戦直前の8月、昭和天皇の皇后（良子）の名で1000万スイス・フラン（当時と現在のスイス・フランの購買力を単純に比較しても約33億円）の巨額な寄付をするとスイスの赤十字国際委員会（ICRC）に提示した。これに対し、連合国である対日政策決定機関の極東委員会が、この寄付申し込みを受け入れるなと赤十字に通達を出した。しかし、赤十字はこの極東委員会の提案を覆し、１９４9年5月に秘密裡に送金を受け入れた。この寄付は横浜正金銀行がスイス国立銀行に保有していた「日本の秘密口座」と呼ばれた「特別勘定」から拠出された。皇室はスイスの国立銀行に秘密口座を持っていたし現在も持っている。どうして天皇が自分の名前でなく皇后名で横浜正金銀行からスイスに送金したかは不明である。

このように天皇家と赤十字の関係を暴露した著書や情報はたくさんある。天皇も〝血族〟の一つであり、赤十字に課せられた役割を見ていくとき、日赤のトップが天皇家であることは偶然ではないのかもしれない。

では赤十字のやり口について、輸血とは違う観点でもう少し検討してみよう。

◎赤十字の手口

赤十字の手口の代表格といえば、「献血プロパガンダ」である。すでに見てきたとおり、献血がどれだけ慈善を装いながら、人々を破滅に追いやってきたかはおわかりいただけたであろう。

しかし、赤十字の手口はそれだけではない。たとえばみなさんにもおなじみの「赤い羽根募金」がある。日赤や、その下部に位置する利権団体は、自分たちの資金集めのために寄付を募っているようなものだ。違う言い方をすれば、慈善行為を隠れ蓑にしてヤクザが金を回収しているに近いともいえよう。

「募金は素晴らしいことだ」というプロパガンダを毎日されていると、たとえば大災害などがあったとき、寄付するのが当たり前で、寄付しなければまるで非国民のような風潮が生まれる。東日本大震災のときも日赤やユネスコなどの寄付は積極的に喧伝されたものだ。

そのうえ、日赤は皇族を広告塔にするからほとんどの日本人はそれを断ることは難しい。日赤を筆頭に〝慈善事業〟を推し進めるものたちは、町内会で波風を立てるのもはばかられる、という心理をついてくるのだ。

もともと戦後、ＧＨＱの方策により戦前にあった町内会は禁止されたのだが、日赤の地方組織である日本赤十字奉仕団をベースに町内会が各地方に復活していき、その名残りで町内会費の一部を日赤に納める慣習もできてしまったという。日赤に寄付した人は２００２年時点で１７２４万人と推定されており、これは日本国民の約15％に当たる。これと献血ビジネスの両輪により日赤は急激に肥大化した歴史を持つ。

◎マッチポンプで金集め

たとえば、1960年代は輸血を受けた人の50％以上が肝炎にかかったわけだが、その人たちは現在肝硬変などにかかり、さらに医療マフィアの懐を潤す奴隷にされている。そしてこのような感染症は必要性のある輸血の負の部分なのでしょうがない、という巧妙な嘘を刷り込むことで、人々をだまし続けてきた。

しかし、本書で明らかにしてきたように、昔から輸血の危険性は多く指摘されてきたが、すべて無視されたりつぶされたりしてきたのだ。そして、それを中心となって行なってきたのが赤十字なのである。

実際、輸血が引き起こした肝炎の被害者たちにはインターフェロン系の抗ウイルス薬が使われることが多いが、赤十字は輸血で儲け、製薬会社はその被害から生じた病気と薬で儲ける……。赤十字も製薬会社も、ロックフェラーやロスチャイルドに代表される金融資本の支配を受けている。こうやってマッチポンプ的に彼らは利益構造と支配構造を作ってきたのだ。

もし本当に悪魔がいるのであれば、それは世の中で語られているようなまがまがしい姿をしているのではなく、崇高で美しい姿をしている。それが悪魔の知恵だからだ。

◎赤十字社や日赤の本当の正体と目的

さらにいえば、化学兵器剤や生物兵器剤でもっとも人を大量に殺しているのは、じつは世界でもっとも病院数の多い赤十字病院だという言い方もできる。

そこに働いている人々は自分が殺人に加担しているとか、殺人組織の一員であるということなど決して認められはしまい。徹底的なまでに自己正当化を繰り返していくだろうが、それほどに赤十字による偽りの洗脳は深く激しいということだ。

このような歴史を振り返っていくと赤十字社や日赤の本当の正体と目的は、以下のように表現できる。

① **戦争ビジネスとしての死の商人**（その偽装工作のために人道支援を過剰に演出）
② **人口削減のための赤十字病院という偽装屠殺場の経営、および収奪行為**
③ **血液、医薬品を偽装した病原体を製造し、バラ撒いて、〝医猟土壌の開拓〟を行なう**

これらを総合して考えれば、日赤に寄付をしたり献血をするというのは、その殺人に加担しているようなものである。しかし、人々のガラスのプライドは、それを認めることができない。なぜなら自分が正しいということを信じ込みたいからだ。

実際、東日本大震災のときも日赤をめぐって寄付の使い方についての批判がネット上を駆け巡った。その寄付が適切に使われていないのはもはや常識の話なのだ。人々は日本赤十字社に募金してはいけないのだ。

たとえば、平成23年6月9日発売の「週刊新潮」には、東日本大震災の義援金2500億円超のうち、3割程度しか被災地に行き渡っていないというお粗末な実態が暴露されている。これなどは氷山の一角にすぎないだろう。

またこれは私の友人の話だが、日赤関係の元看護師が「日赤だけには寄付しない」と述べている。神戸震災の寄付はほぼ現地にいる医療従事者のために使われていた、というのは内部にいれば常識的な話だからだ。

そしてこの日赤でさえ日本の中の一企業に過ぎない。世界には国際赤十字という大機関があり、その歴史もいわくつきの歴史であることから振り返らねばならない。

◎国際赤十字の闇

国際赤十字の発祥はスイスのジュネーブで、その始祖であるアンリ・デュナンは1901年にはこの功績を認められて第1回ノーベル平和賞を受賞している。

もともとノーベル賞というのは人類に寄与するものに与えられる賞ではない。この賞は西欧人のためのものであり、もう少し詳しくいえば支配者として莫大なお金を持つグローバリストたちの利権に寄与するものに与えられる賞なのだ。

「人道・公平・中立・独立・奉仕・単一・世界性」という7原則が赤十字のシンボルだが、これほどに欺瞞的なシンボルを掲げた組織もないだろう。その欺瞞はノーベル賞の中にも垣間見えるし、その欺瞞の代表格がまさにオバマ大統領のノーベル賞受賞だったともいえる。

ちなみに、スイスの国旗は赤十字の赤と白を反転させたものである。スイスは永世中立国であり、多くの国際機関の本部が置かれ、マネーロンダリングの本拠となることも多い。

世界を牛耳る〝血族〟たちはスイスを本拠としており、だからこその永世中立国であるともいえよう。

世界の金融を動かしている有名な〝血族〟がロスチャイルド家であり、陰謀論的な話の中心にいる一族だ。ロスチャイルド家の紋章は「赤い楯」であり、言い方を変えればレッドシールド、ドイツ語読みすればロートシルトになる。これも赤十字やスイスの国旗と非常に類似性がある。すべてはつながっていると考えねばならない。

もともと古い秘密結社とも言われたテンプル騎士団なども赤い十字を紋章に使っており、イギリスなどの国旗もそれがモチーフとなっているが、なぜこのように多くの組織に「血の十字架」がモチーフとされているか、本書の内容と結びつけて考えていただきたい。

世界を支配している〝血族〟たちは血を好み、生贄を好み、優生学を好む。「血の十字架」をシンボルマークにしている組織がなぜこれほどまでに世界中に広がっているのか、その理由は共通している。世界はすでに偽善の仮面をかぶった悪魔が、あらゆるところで支配構造を作っていることに気づかねばならない。

◎血液製剤と「レンダリングプラントの共食い」の共通点

陰謀論的な話を書いていくと、赤十字の話はカニバリズム（人食主義）につながり、人の血を人が飲むという悪魔崇拝（サタニズム）につながっていく。

〝血族〟や貴族と呼ばれる人々は、人間、なかでも赤子や女性を生贄として、その血を飲むとされてきた。優生学的にいえばわれわれ市民は食べ物でしかないということだ。

また〝彼ら〟は遺伝子や子孫繁栄のレベルでは決して市民たちの遺伝子を受け付けない（つまり〝彼ら〟同士としか子どもを作らない）。

そのような〝彼ら〟の文化を具体的な医療方法として体現したのが輸血であり、献血や輸血を統制支配するために〝彼ら〟が用意した組織が赤十字である。

陰謀論的に考えるなら、悪魔崇拝的な〝血族〟の文化を、他のあらゆる人間たちに押し付けるために、文明化したこの社会で捏造と詐欺を繰り返してきたといえよう。

人間に対して輸血をすることはレンダリングプラントで牛同士を共食いさせているのと同じで、私たちの扱いが牛と変わらないというわけである。

〝血族〟たちは人の血をすすり、輸血を推奨し、生贄を作っていく。

その代表格こそロスチャイルド一族なのだ。ロスチャイルド家はロックフェラー家に資金援助してその支配体制を固めてきた。そして、ロックフェラー家こそが石油利権を牛耳る一族でもあり、医薬品の多くは石油精製物質である。有名なロックフェラー研究所はそうやって医学を支配するために作られたものである。

輸血に関してのロックフェラー研究所の〝功績〟について述べるとき、前述したラントシュタイナーを外すことはできない。

ラントシュタイナーによる血液型の発見を契機に、輸血は安全だという巧妙な嘘を植え付け、輸血を推奨するためにラントシュタイナーの功績を称えた。そのためラントシュタイナーもまた、輸血が一般に広まるちょうど初期の1930年にノーベル賞をとっている。

ウィーンでユダヤ人として生まれたラントシュタイナーはその後、アメリカの国民となり、終生をニューヨークで過ごしている。ちなみに1997年から2002年のユーロ流通開始まで発行されていた、1000オーストリア・シリング紙幣に肖像が使用されていた。紙幣に顔が載る人々というのは往々にして〝彼ら〟に魂を売った者であり、悪魔に魂を売った者たちである。

◎この世界の構造とはどんなものか？

〝カントンの犬〟のところで船瀬氏が述べているとおり、ルネ・カントンがタラソテラピー（海水療法）を提唱したわけだが、これは血液利権を根こそぎ否定することになるからこそ、ルネ・カントンは〝トンデモ〟扱いされ、タラソテラピーは普及してこなかった。医学界と赤十字利権がそれを許さず、徹底して攻撃したわけだ。

このことからもわかるように、赤十字とは、慈愛などとはもっとも縁遠い、悪魔的な組織であり、それゆえに悪魔の知恵を使い、天使の仮面で近づいてくる組織なのである。

血液、そして医学の話をする際に、科学や研究や論文の話を持ち出しても本当は意味がないのだ。その根本に横たわっているシステムや構造のことを理解しなければ、結局〝科学〟のウソにダマされることになる。

逆にいえば、この世界のシステムや構造さえ理解できれば、血液の闇や医学の闇についても見通せることになるということなのだ。

エピローグ――「新医学」の未来に向けて

◎「カントンの犬」「千島学説」「エホバの証人」

輸血に対するわれわれ（船瀬・内海）の洗脳を解き、覚醒を与えてくれたもの――。

その一つに「エホバの証人」の不屈の活動がある。世情が抱いた「輸血拒否する奇妙なカルト的宗教」という偏見こそ根本的過ちだった。

世間こそ〝輸血教〟ともいえる宗教に〝洗脳〟されてきたのだ。

無輸血手術という現代医学の啓蒙と改革に「エホバの証人」が果たした役割は大きい。

さらに、生理学者ルネ・カントンが実施した「カントンの犬」の実験も天啓を与えてくれた。

そして、50年以上も前に医学界から徹底的に弾圧され、封印された千島・森下学説。

その闇からの復活……。これら歴史的にも地理的にも、まったく出自を異にする3つの叡智《えいち》は、見事に本書で邂逅《かいこう》し、交錯して、新たな輸血批判という揺るぎない論拠を構築するに至った。

しかし、現代医学の深い闇は「血液の闇」に止まらない。

われわれは、現代医学そのものが、悪魔と死神に籠絡《ろうらく》された無慈悲な罠と化している事実を知らねばならない。さらに、戦争も扇動も汚染も……人類を「家畜化」しようとする狡猾な策謀であることに気づかなければならない。

◎WHO「ワクチンは生物兵器」

1972年、WHO（世界保健機関）の極秘文書が暴露されている。

そこには「ワクチンを偽装した生物兵器を開発する」と書かれていた。

それは3段階で〝作動〟する。

つまり、ゼロ歳児で打ち、体内にさまざまなウイルス等を仕込む。

次に子宮頸ガンやインフルエンザワクチンと称して〝時限爆弾〟をスタンバイさせる。

3番目に、WHOは鳥インフルエンザなどでパンデミック（大流行）を煽る。

各国政府にワクチンを強制させる。その中には「アジュバント」（増強剤）を偽装した〝トリガー〟が潜ませてあり、注射すると生体内の免疫システムが暴走する。サイトカインストームという現象だ。

こうして、被接種者は、〝原因不明〟の免疫異常で急死する。

私は、取材の過程で愕然とした。

国連WHOが人類を標的にした生物兵器攻撃を仕掛けていることに、わが目を疑った。

しかし、よく調べれば疑問は氷解した。

ロックフェラー財閥は、アメリカの国民総生産の半分以上を独占するといわれている。

さらに、ロスチャイルド財閥は世界の富の7割を支配するという（並木伸一郎著『秘密結社の謎』三笠書房）。さらに、イギリス王室など表に出ない王侯貴族たち。彼らが世界を支配していることは、間違いない。

◎人類の60億人を〝処分〟する

地球を支配する連中が、口をそろえて主張していることがある。

それが人口削減だ。国連機関のWHOが生物兵器を密かに作成していた。

その理由も人口削減なのだ。ロックフェラー財閥は1921年、外交問題評議会（CFR）を創設。そして、この組織が48年、国連をつくった。つまり、ロックフェラーが国連をつくり、WHOをつくった。すなわち、いずれもロックフェラーの〝所有物〟なのだ。

そして、人口削減する――という遠大な陰謀を忠実に実行する工作機関がWHOなのだ。ワクチンを擬装した生物兵器を秘密裏に開発するのも、当然といえる。

92年、ブラジル地球環境サミットで〝アジェンダ21〟が採択された。

それは21世紀の人類行動計画だ。そこには、堂々と「大幅な人口削減」が掲げられている。

国連報告書には「理想的人口は10億人‥‥」と明記されている。

つまり、70億人の人口のうち60億人を〝処分〟するというのだ。

現にオバマ大統領の補佐官（科学顧問）のジョン・P・ホルドレンは「世界人口を85％削減すべき」と堂々と主張している。

闇の勢力が、米国ジョージア州に建てた石碑には「未来の適正人口は5億人」と明記されている。

◎〝金儲け〟と〝人殺し〟の陰謀

1871年、アメリカのフリーメーソン教皇アルバート・パイクは書簡で、今後起きるであろう第一次、第二次世界大戦を予測し、見事に的中させている。

それは、つまり予言ではなく、予告だったのだ。〝彼ら〟地球を支配する勢力にとって、世界規模の戦争を引き起こすことすら、たやすいことなのだ。

これらの事実から、私は、世界の動きを支配するすべての謎が解けたように思えた。

252

キーワードは「人口削減」だ！


その最たるものが戦争だ。それは、闇の支配層にとって、じつに都合がいい。

まず、大幅に人口削減できる。次に軍事産業で大幅に利益収奪できる。

つまりは〝人殺し〟と〝金儲け〟。まさに一挙両得だ。

マスター・キーのように、これまで不可解と思えた現象の謎がくっきり解明されていく。

ワクチン、抗ガン剤、さらに農薬、化学肥料、食品添加物、環境ホルモン、電磁波汚染も
……すべて、〝彼ら〟が仕掛けた〝人殺し〟と〝金儲け〟……。

つまり、人口削減と利益収奪なのだ。

◎現代医療の究極目的とは？

そして、現代医療の究極目的も「人口削減」と「利益収奪」だった！

闇の勢力の底無しの〝陰謀〟――人口削減計画――に気づいて、すべてが氷解した。

医療が「人を殺す」ためにあるのは、当然なのだ。ワクチンをゼロ歳児に打つのも当たり前。

「……なんのために打つのですか？」と若い母親が訊く。

「将来、その子を殺すためですよ」

母親の顔がひきつる。

しかし真実に耳をふさいではならない。目を閉じてはならない。口をつぐんではならない。

この本のテーマ、輸血をめぐるすべての疑問も氷解する。

それは、救命医療でもなんでもなかった。

その真実は、「カントンの犬」が証明し、千島学説が裏付けている。

電解質液だけで、輸血の代わりになる。

あっさり言えば、電解質液を飲ませれば、出血しても助かるのだ。

しかし、それでは医療マフィアは、おおいに困る。

〝彼ら〟が輸血で狙った究極目的、「大量殺戮《さつりく》」と「暴利収奪」が、どちらも不可能となる。

つまり「殺せない」「儲からない」のだ。

◎近代主義の正体は帝国主義

こうして見ると、近代そのものを問い直さなければならない。

近代主義（モダニズム）は、「民主主義」「合理主義」「科学主義」の羊の仮面で変装していた。

しかし、その羊の皮を剥いでみると、その下から〝狼の貌〟が現れた。

それは、帝国主義（インペリアリズム）の残忍な顔付きだった。つまり、近代主義の正体は、じつは帝国主義であった。

〝彼ら〟が究極に目指す新世界秩序（ＮＷＯ：ニュー・ワールド・オーダー）の地球とは、まさに家畜と化した人類を支配する未来社会なのだ。

そこで〝神の座〟に君臨するのは極少数の支配者のみだ。

こうして、〝彼ら〟の人類家畜化計画は着々と進んでいる。

すでに地球は〝家畜の惑星〟と化している。

しかし、われわれは家畜の地位に甘んじてはならない。そして、詐欺、殺戮、虚妄とは無縁の、真に人を健康、幸福にする「新医学」を打ち立てなければならない。

そのためにはまず〝洗脳〟から覚めなければならない。

まずは真実を知ることが闘いの第一歩なのである。

船瀬俊介

新装版刊行によせて

◎ハイジャックされた国家、教育、メディア、宗教……

人類史で、何よりも恐ろしいのは〝洗脳〟である。

それは、いまでも変わらない。その恐怖の本質を『「洗脳」の超メカニズム』（ヒカルランド）で指摘した。

（1）国家、（2）教育、（3）メディア……そして、（4）宗教。これらが、4大〝洗脳〟装置なのだ。

血液をめぐる虚説もその例に漏れない。

『血液の闇』初版、刊行は2014年8月。はや10年が経過している。

おそらく内外を問わず、悪魔の血液利権を告発・暴露したのは本書が嚆矢であろう。

「――後に続くを信ず――」

われら著者の思いは、ここにあった。

一点突破、全面展開……。本書は、重く封印されてきた『血液の闇』の扉をこじ開けた。

それはひと言でいえば〝悪魔の吸血〟利権に過ぎなかった。

本書の結論をズバリ言おう……。

「輸血はしてはいけない」（生理食塩水の補給で救命）
「血液製剤は有害無益だ」（単なる悪魔ビジネス利権）

——以上の根拠は、本書で詳述した。

反論があるなら、およせいただきたい。しかし、刊行して10年余、一片の反論すら、われわれの元には、届いていない。

われわれが根拠とした■千島・森下学説、■カントンの犬実験、■米国防総省実験、に医学界のだれ一人、反論できない。

そして——。10年の月日が流れた。

「後に続く」を信じたわれわれには、苦い思いしか残らない。

この告発に、だれ一人ついてくる者はいなかった。

われわれは、医学界に「輸血」や「血液製剤」の是非を問う論調がまき起こる事を期待していた。世論に「輸血」の是非を問う風潮を期待していた。

そのために一石を投じたのだ。しかし、さざ波も、そよ風すら起こらずに10年の月日が過ぎた。


街角では、いまだ「献血をお願いシマース」と若者が呼びかけている。

病院では、相変わらず輸血が今日も当たり前のように処置されている。

マスゴミの新聞やテレビで「輸血」の是非を問う企画は一秒一字ない。


「……ワクチン打った人は、献血しても大丈夫でしょうか？」

質問レベルの低さにあぜんとする。本書をまず読んでほしい。

万が一、ｍＲＮＡワクチンを打った人が献血していれば、輸血で有毒スパイクタンパクが血中に侵入してくる。当然、ワクチン接種と同じ症状に襲われる。

「献血も輸血も拒否」それが、生き残る術なのだ。

輸血の代わりに、栄養・ミネラルが完全なバランスの生理食塩水の点滴あるいは飲用をおすすめする（あくまで自己責任として判断しなさい）。

私は（1）国家、（2）教育、（3）メディア、（4）宗教を4大〝洗脳〟装置と断じた。

しかし、この4者は、血液告発に対して、微動だにしなかった。

完全なる黙殺である。それも当然だ。

これら4大勢力は、とっくの昔に、悪魔にハイジャックされているからだ。

◎悪魔勢力の人類抹殺計画を許してはいけない

悪魔勢力の正体は、「イルミナティ」「フリーメイソン」「ディープステート（DS）」の三層支配構造だ。〝やつら〟は「地球人口を5億人以下にする」と公言している。

そして「地球上の富は、すべて収奪する」とも宣言している。

だから、「戦争」も「医療」も目的は、一つ――。〝人殺し〟と〝金儲け〟。

だから、「血液」ビジネスの目的も〝人殺し〟と〝金儲け〟なのだ。

そのために、4大〝洗脳〟装置で、人類をとことん騙し、盲導する。

初版刊行以降に、未曾有の惨禍が人類を襲った。

……コロナ禍である。

ここでも、血液犯罪と同様に4大〝洗脳〟装置がフルに作動した。

「輸血」同様に、このパンデミックなるものが、悪魔勢力によって計画され、仕掛けられたものであることを、人々はまったく知らない。

そして、4大〝洗脳〟装置に、煽られ、脅されて……殺人ワクチンの行列に並んでいる。

もはや、悲劇を通り越して、喜劇である。

ゴキブリすら、こんな愚かな行動はしない。彼らは生存本能の直感を備えている。

身の危険を瞬時に察知する能力だ。

「輸血」も「ワクチン」も究極の目的は、一つだ。

やはり〝人殺し〟と〝金儲け〟なのだ。それを、「命を救ってくれる」と信じこまされている悲劇と喜劇……。

この原稿を書いているのは2024年10月4日。

イスラエルはガザ地区で、すでに4万人以上のパレスチナ人を虐殺した。

その大半は子どもたちだ。しかし、ネタニエフ政権は平然と言い放った。

「われわれは、ヒューマン・アニマルと戦っているのだ」

つまり、〝やつら〟にとってパレスチナ人は〝人間〟ではない。人間の格好をした〝動物〟でしかない。ここで、〝やつら〟の悪魔性がはっきりする。

〝やつら〟こそ、もはや人間ではない。悪魔そのものだ。

〝やつら〟は、ハマスの指導者やレバノンのヒズボラ指導者などを暗殺しまくっている。

そして――。ついに、イランは報復措置として10月3日、イスラエルに数百発のミサイル攻撃を敢行した。

悪魔勢力は、手を打って喜んでいる。〝やつら〟が究極に狙うのは第三次世界大戦だ。

その火種として大切に育てているのがイスラエルとパレスチナ紛争だ。

その対決の背後にはアメリカとロシアが存在する。

双方ともに6千発を越える核弾頭を保有している。

一触即発で、イスラエルやウクライナ紛争は、全面核戦争へと拡大しかねない。

このとき、悪魔勢力の〝悲願〟である大幅な人口削減が完結する。

〝やつら〟はすでに地球の約5百カ所に、地底都市を建設済みだ。

〝やつら〟の望む5億人は、地下都市で生き残るという計画だ。

9割超の人類は核爆発の灼熱と、放射能汚染で死滅する。生き残った人類も〝核の冬〟で死に絶える。

そのような――悪魔たちの企みを、決して許してはいけない。(了)

船瀬俊介

【主な参考文献】

『血液と健康の知恵』（千島喜久男著　地湧社）
『ガンの疫学と血液』（千島喜久男著　地湧社）
『ガンは恐くない』（森下敬一著　文理書院）
『説得』（大泉実成著　講談社文庫）
『朽ちていった命――被曝治療83日間の記録』（NHK「東海村臨界事故」取材班著　新潮文庫）
『千島学説入門――生命発生からガン治療まで』（忰山紀一著　地湧社）
『よみがえる千島学説』（忰山紀一著　なずなワールド出版）
『いのち自衛――革新の医学者千島喜久男遺文』（山田容子著　けんこう村）
『無輸血手術――エホバの証人の生と死』（大鐘稔彦著　さいろ社）
『最強の免疫――ルネ・カントンの海水療法』（日下部喜代子著　日本文芸社）
『タラソテラピー』（ジャック・ベルナール・ルノーディ著　日下部喜代子訳　白水社）
『ガン細胞が消えた』（八木田旭邦著　二見書房）
『ウイルヒョウの生涯』（E・H・アッカークネヒト著　村上陽一郎他訳　サイエンス社）
『病院で殺される』（船瀬俊介著　三五館）
『エビデンスで知るがんと死亡のリスク』（安達洋祐著　中外医学社）
『輸血――黄色い血の恐怖と闘う』（村上省三著　講談社ブルーバックス）
『復刻版　医療殺戮』（ユースタス・マリンズ著　内海聡監修　天童竺丸訳　ヒカルランド）
『真空錠血液製剤療法・講座　治療篇』（黒岩東五著　健康医学社）
『天医無縫――医療ミス』（Xo13）（伊月慶悟作　地引かずや画　日本文芸社）
『日本のいちばん醜い日』（鬼塚英昭著　成甲書房）
『「愛の献血」が売られている』（松倉哲也著　三一書房）
『天皇財閥　皇室による経済支配の構造』（吉田祐二著　学研パブリッシング）

※これら以外にもさまざまな書籍、インターネットサイトなどを参考にさせていただきました。

船瀬俊介　ふなせしゅんすけ

1950年、福岡県田川郡添田町生まれ。九州大学理学部を経て、早稲田大学第一文学部・社会学科卒業。学生時代から消費者・環境問題に関心を抱く。大手メディアが報じない真実に迫り、洗脳を解く情報を明らかにし、「医」「食」「住」問題を中心に、執筆、評論、講演活動を続けるジャーナリスト。

著書に『コロナと陰謀』『世界をだました5人の学者』『めざめよ！』『殺されるな！』『医者にかかると殺される?!』（ヒカルランド）、『アメリカ不正選挙2020』『コロナワクチンの恐ろしさ』共著（成甲書房）他多数。

内海聡　うつみさとる

1974年、兵庫県生まれ。筑波大学医学部卒業後、内科医として東京女子医科大学附属東洋医学研究所、東京警察病院などに勤務。牛久愛和総合病院内科・漢方科勤務を経て、牛久東洋医学クリニックを開業。その後同クリニックを閉院し、断薬を主軸としたTokyo DD Clinic院長、NPO法人薬害研究センター理事長を兼任。

精神医学の現場告発『精神科は今日も、やりたい放題』（PHP文庫）がベストセラーになり話題をさらう。その後も『医学不要論』（廣済堂新書）『医者に頼らなくてもがんは消える』『新型コロナワクチンの正体』（ユサブル）『新装版　歴史の真相と、大麻の正体』（ヒカルランド）など著書多数。

※本書は2014年に三五館より出版された同書名に加筆・修正した新装版です。
　本文中の肩書・情報は、初版当時のものを使用しています。

［新装版］血液の闇
輸血は受けてはいけない

第一刷　2024年11月30日

著者　船瀬俊介
　　　内海聡

発行人　石井健資

発行所　株式会社ヒカルランド
〒162-0821 東京都新宿区津久戸町3-11 TH1ビル6F
電話 03-6265-0852　ファックス 03-6265-0853
http://www.hikaruland.co.jp　info@hikaruland.co.jp

振替　00180-8-496587

本文・カバー・製本　中央精版印刷株式会社

DTP　株式会社ヒカルランド

編集担当　Manapin

ISBN978-4-86742-435-3

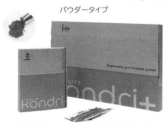

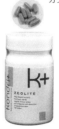

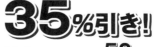

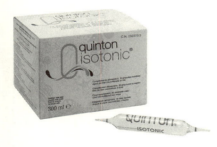

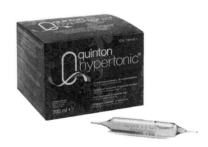

使い方色々♪

ヒーリングに

湯船に入れて

冷蔵庫に

電子レンジに

開運に

害虫除けに

体に身に付けて

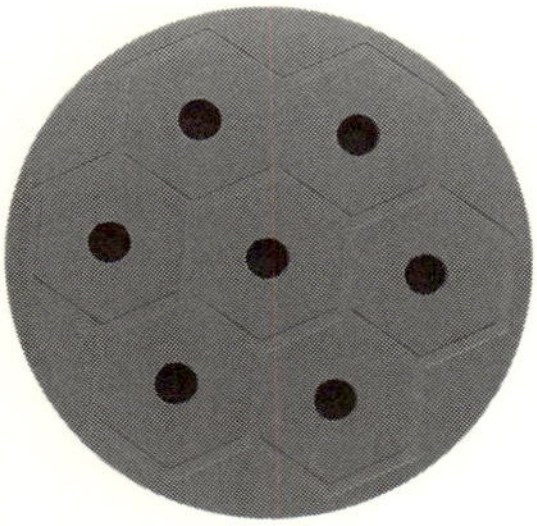

もこふわっと
宇宙の氣導引プレート

39,600円（税込）

サイズ・重量：直径約 12㎝　約 86g

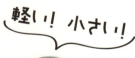

軽い！ 小さい！

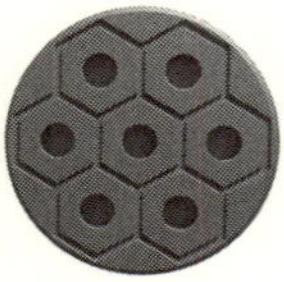

持ち運び楽々小型版！

ネックレスとして常に身につけておくことができます♪

みにふわっと

29,700円（税込）

サイズ・重量：直径約 4㎝　約 8g

素材：もこふわっとセラミックス
使用上の注意：直火での使用及びアルカリ性の食品や製品が直接触れる状態での使用は、製品の性能を著しく損ないますので使用しないでください。

ご注文はヒカルランドパークまで TEL03-5225-2671　https://www.hikaruland.co.jp/

＊ご案内の価格、その他情報は発行日時点のものとなります。

量子HADO＋オルゴンパワー
身体も食品も植物も酸化撃退！

プレートから、もこっふわっとパワーが出る

もこふわっとは美容、健康、開運、若返りが期待できるちょっと欲張りなアイテムです。家に置いて使用しても、持ち歩いてもOK！　大きさはCDと同じ12センチ、厚みは3ミリ。アルミニウム素材で非常に軽く作られています。

ちょっと不思議な名前の「もこふわっと」は、エネルギーや波動がふわっと出ているようなイメージで、敏感な方は持っただけでパワーを感じます。長く身に付けて頂くと体感としておわかりいただけるかと思います。

もこふわっとは酸化した食品（錆びてる状態の食品）を還元作用でイキイキさせることができ、プレートの上にお茶やワインを置くと味に変化があります。食品は作る時にどうしても酸化してしまいます。でも、酸化したものを体内に入れたくないですよね。そのとき、もこふわっとで、イキイキした状態に戻してそれを食べるという使い方もできます。

もこふわっとからいつもパワーが出ており、プレートの上にお水を置いておくと、水にエネルギーがチャージされ泡が沢山つくようになります。この、もこふわっとのパワーが転写されたエネルギー水を飲んでもらうと健康にとても良いと言われています。

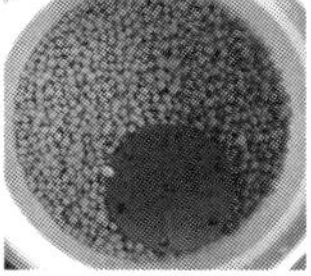

お味噌を作る大豆と一緒にいれておけば、マイルドでまろやか。あっさりした味わいの出来上がりに。

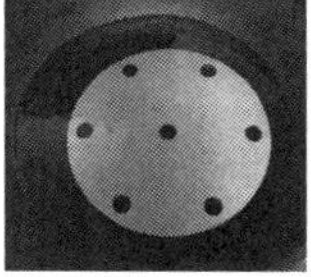

揚げ物の油に入れてもOK！油の酸化を和らげサクッと美味しく作れます。

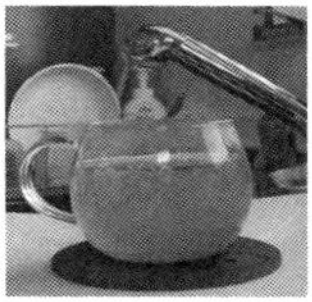

コップの下に敷いてお茶を飲むと、お茶がまろやかで深みある味に。

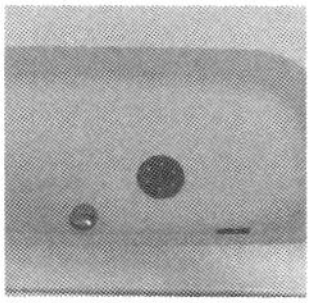

お風呂に入れると、湯冷めしにくくなります。

ヒカルランド　好評既刊！

地上の星☆ヒカルランド　銀河より届く愛と叡智の宅急便

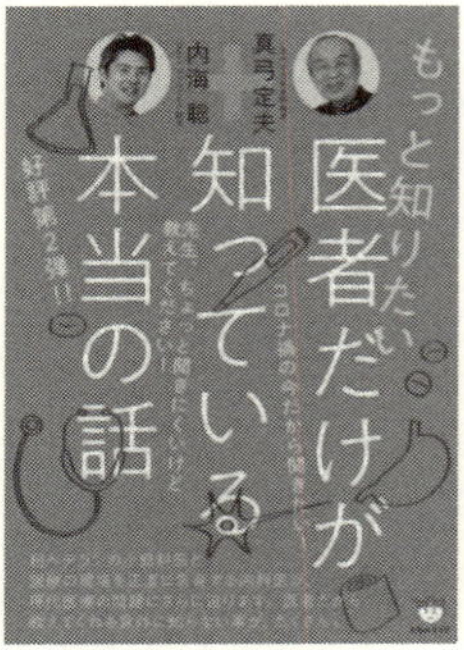

【新装版】もっと知りたい
医者だけが知っている本当の話
著者：内海 聡／真弓 定夫
四六ソフト　本体1,700円＋税

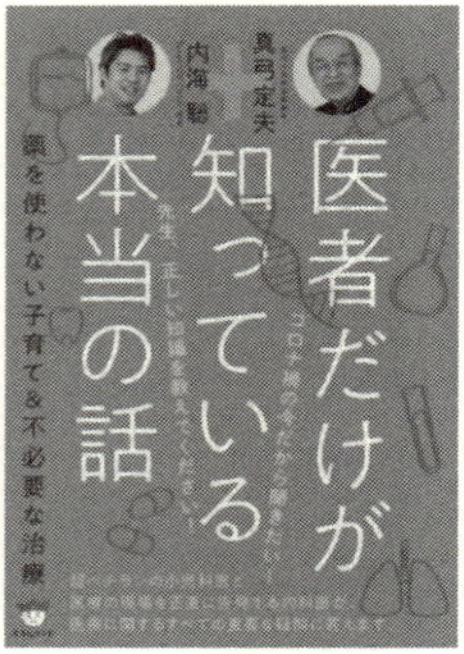

【新装版】医者だけが知っている本当の話
薬を使わない子育て＆不必要な治療
著者：内海 聡／真弓 定夫
四六ソフト　本体1,700円＋税

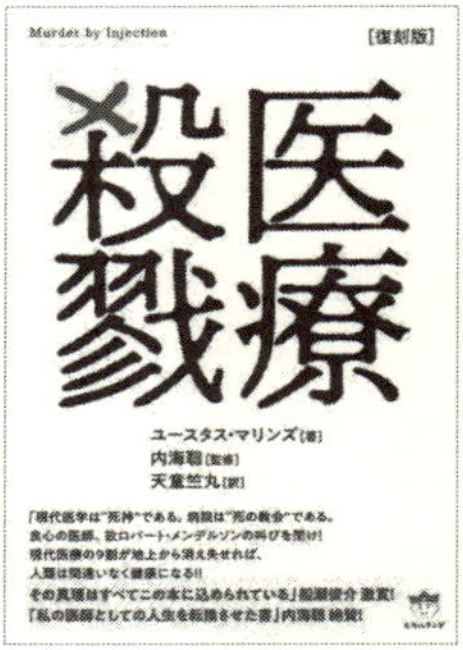

[復刻版]医療殺戮
著者：ユースタス・マリンズ
監修：内海 聡
訳：天童 竺丸
四六ソフト　本体3,000円＋税

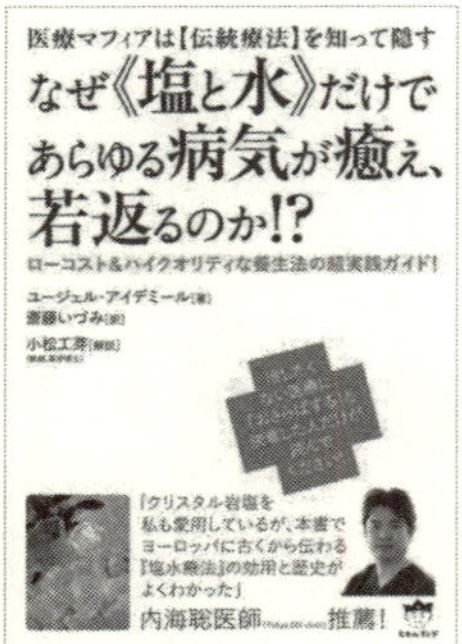

医療マフィアは［伝統療法］を知って隠す
なぜ《塩と水》だけであらゆる病気が癒え、若返るのか!?
著者：ユージェル・アイデミール
訳者：斎藤いづみ
四六ソフト　本体1,815円＋税

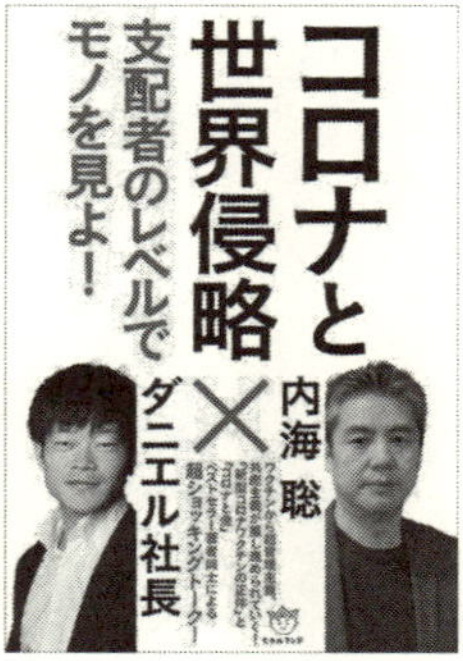

コロナと世界侵略
支配者のレベルでモノを見よ！
著者：内海 聡／ダニエル社長
四六ソフト　本体1,700円＋税

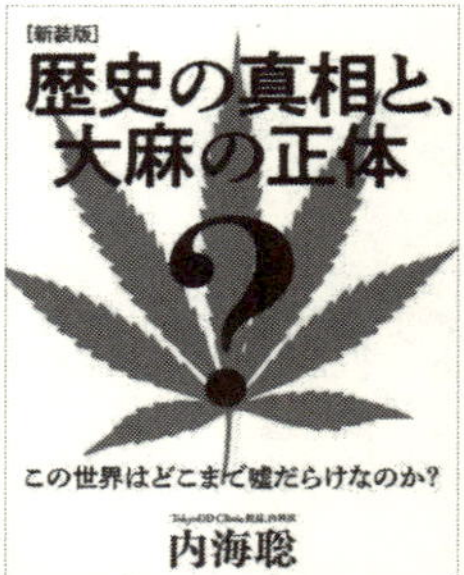

[新装版]歴史の真相と、大麻の正体
著者：内海 聡
四六ソフト　本体1,600円＋税